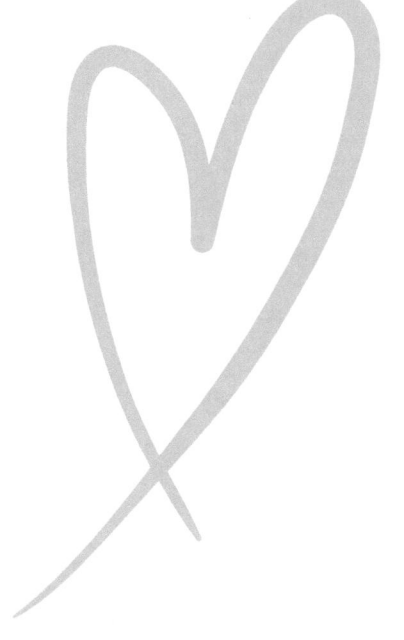

L'ALIMENTATION AU COEUR DE VOTRE SANTÉ :

LE GUIDE DE L'ALIMENTATION BIEN ÊTRE POUR TOUTE LA FAMILLE©

Toute reproduction même partielle sur quelque support que ce soit ne peut se faire qu'avec l'autorisation de l'auteur.

Karine SIMON
Nutritionniste & réflexologue certifiée
https://ks-nutri-reflexo.fr/
N° de siret: 98322841200018

Préface

Bonjour à tous,

Moi, c'est Karine ! Nutritionniste passionnée par l'alimentation et convaincue de ses impacts sur notre santé physique et mentale, je suis ravie de vous accueillir dans cet eBook dédié à la découverte d'une alimentation saine et équilibrée pour toute la famille.

Pour moi, la nutrition est bien plus qu'une simple profession, c'est une véritable passion. Chaque jour, j'ai le privilège d'accompagner des personnes comme vous dans leur parcours vers une vie plus saine et plus épanouie, et laissez-moi vous dire que chaque victoire, aussi petite soit-elle, est une source immense de joie et de motivation.

Dans ces pages, je vous invite à plonger avec moi dans l'univers fascinant de l'alimentation. Ensemble, nous allons explorer les fondements de la nutrition, démystifier les idées reçues et découvrir des astuces pratiques pour intégrer de délicieux repas équilibrés dans votre quotidien.

Quelque soit votre âge, que vous soyez un adulte soucieux de sa santé ou un adolescent en quête d'énergie, mon objectif est de vous fournir les outils et les connaissances nécessaires pour prendre soin de votre corps et de votre esprit à travers une alimentation nourrissante et savoureuse.

Et parce que je sais que chaque personne est unique, j'ai pris soin de personnaliser cet eBook pour répondre à vos besoins spécifiques. Que vous cherchiez des conseils pour planifier vos repas, des recettes inspirantes ou des astuces pour surmonter les obstacles, vous trouverez ici tout ce dont vous avez besoin pour avancer sur votre chemin vers une meilleure santé.

Alors, prenez votre plus belle cuillère en bois, ouvrez grand vos papilles et laissez-vous guider par ma passion pour l'alimentation saine. Parce qu'ensemble, nous allons faire de chaque repas un véritable festin pour le corps et l'esprit.

Prêts à embarquer dans cette aventure culinaire avec moi ? Alors, préparez-vous à découvrir le pouvoir transformateur de l'alimentation saine et à savourer chaque instant de ce voyage enrichissant.

Let's go !

Karine Simon
Nutritionniste et réflexologue certifiée
https://ks-nutri-reflexo.fr/

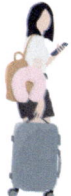

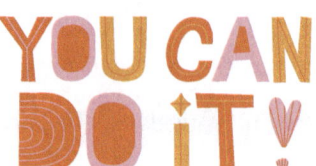

Les défis d'aujourd'hui sont les forces de demain. Chaque épreuve que je surmonte me rend plus fort.e et plus résilient.e. Je crois en ma capacité à transformer les difficultés en opportunités, et je découvre la force insoupçonnée qui réside en moi.

Sommaire

Introduction. P.08

- Notre corps, notre véhicule biologique.
- Importance d'une alimentation saine pour une santé optimisée.
- Aperçu des objectifs et de la structure de l'ebook.

Chapitre 1 : Les Fondements de l'Alimentation Saine. P.11

1.1 Pourquoi une alimentation saine est cruciale.
1.2 Principes de base d'une alimentation saine.
1.3 Démystification des mythes sur l'alimentation.

Chapitre 2 : Planifier un Régime Alimentaire Adapté. P.31

2.1 Évaluation des besoins nutritionnels pour la santé et le bien-être.
2.2 Exploration des alternatives alimentaires.
2.3 Intégration d'une alimentation saine dans la vie quotidienne.

Chapitre 3 : Promouvoir un Mode de Vie Actif et Équilibré. P.69

3.1 Importance de l'activité physique pour la santé et le bien-être.
3.2 Encouragement d'un mode de vie actif et équilibré.

Chapitre 4 : Surmonter les Obstacles et Maintenir les Progrès. P.79

4.1 Identifier et surmonter les obstacles à une alimentation saine.
4.2 Prévention des troubles alimentaires et promotion de l'estime de soi.

Chapitre 5 : Bonus et Ressources Supplémentaires. P.93

5.1 Recettes supplémentaires et suggestions de menus.
5.2 Outils et ressources pour le suivi des progrès.
5.3 Conseils pour rester motivé et persévérer dans vos objectifs.

Conclusion. P.115

- Résumé des principaux points.
- Encouragement à mettre en pratique les conseils.
- Recherchez un soutien professionnel en cas de difficultés alimentaires.

Epilogue P.117

**Prêt à Plonger dans l'aventure de l'alimentation santé ?
Testez Votre Lecture du Sommaire avec ce Petit Quiz Préliminaire !**

C'est parti....

1. **Quel est le rôle de l'alimentation dans la santé ?**

a) Elle est sans importance.
b) Elle est un aspect mineur de la santé.
c) Elle est cruciale pour la santé et le bien-être.

2. **Que comprend l'aperçu des objectifs de l'ebook ?**

a) Des conseils sur la mode vestimentaire.
b) Des informations sur la santé bucco-dentaire.
c) La structure du livre et son importance pour votre santé.

3. **Pourquoi une alimentation saine est-elle cruciale ?**

a) Parce qu'elle est à la mode.
b) Parce qu'elle fait maigrir rapidement.
c) Parce qu'elle affecte votre santé et votre bien-être à long terme.

4. **Quels sont les principes clés d'une alimentation saine ?**

a) Manger autant que possible.
b) Consommer une variété d'aliments.
c) Se limiter à quelques aliments spécifiques.

5. **Que signifie la démystification des mythes sur l'alimentation ?**

a) Ignorer les tendances alimentaires populaires.
b) Analyser les fausses croyances et les tendances alimentaires.
c) Suivre aveuglément les régimes à la mode.

Réponses : 1/c; 2/c; 3/c; 4/b; 5/b

Votre score : _____/5

I can do anything

Avec une vision claire, une détermination inébranlable et une action persévérante, il n'y a rien que je ne puisse accomplir. Je crois en moi, je nourris mes rêves et j'avance avec confiance. Je possède le pouvoir de réaliser mes aspirations les plus audacieuses.

Introduction

- **Notre corps, notre véhicule biologique.**

Avant de plonger dans le sujet crucial de l'alimentation saine, permettez-moi de vous présenter une analogie amusante mais instructive.

Nous allons envisager notre corps comme étant notre propre véhicule biologique. Tout comme une voiture nécessite un entretien régulier pour fonctionner correctement, il est essentiel d'en prendre soin pour garantir son bon fonctionnement.

Explorons, maintenant, comment prendre soin de notre organisme avant d'aborder dans les pages qui vont suivre l'importance d'une alimentation saine.

- **Le Moteur : Le Cœur :** Notre cœur est le moteur de notre corps, propulsant le sang comme le carburant pour nous donner l'énergie nécessaire. L'eau équivaut à l'hydratation, assurant le bon fonctionnement de ce moteur vital.

- **Le Carburant : Les Nutriments :** Tout comme une voiture a besoin d'essence, notre corps a besoin de nutriments de qualité pour fonctionner efficacement. Les lipides sont comme l'huile moteur, fournissant une énergie durable pour soutenir nos activités quotidiennes.

- **Les Roues :** Nos Pieds : Nos pieds nous transportent partout, tout comme les roues d'une voiture. Prenez soin d'eux avec des chaussures confortables et de l'exercice régulier.

- **Le Tableau de Bord : Le Cerveau :** Le cerveau contrôle toutes les fonctions de notre corps. Offrez-lui une alimentation riche en antioxydants et en acides gras oméga-3 pour qu'il reste en forme !

- **Les Freins : Le Système Nerveux :** Notre système nerveux est comme les freins d'une voiture, nous permettant de ralentir et de s'arrêter. Les glucides sont le carburant principal pour ce système, fournissant l'énergie nécessaire pour réguler nos mouvements et réactions.

N'oubliez pas : votre corps mérite le meilleur entretien possible !

Ensemble, démarrons et roulons vers la santé en empruntant l'autoroute de l'alimentation saine et la départementale de l'activité physique.

C'est partit !

- **L'importance d'une alimentation saine pour une santé optimisée.**

Vous l'avez compris, notre corps fonctionne tel un véhicule, nécessitant une alimentation qualitative pour lui fournir les nutriments indispensables à son bon fonctionnement. Pour les adultes comme pour les adolescents, une alimentation équilibrée contribue à maintenir un poids santé, à renforcer le système immunitaire, à prévenir les maladies chroniques et à favoriser une croissance et un développement optimaux.

Vous n'avez pas besoin d'être un expert en nutrition pour adopter une alimentation saine. Cela commence par des choix simples et accessibles au quotidien. Par exemple, plutôt que de prendre un soda sucré, optez pour de l'eau ou une infusion de fruits frais.

Remplacez les frites par des légumes grillés ou une salade colorée. Ces petits changements peuvent faire une grande différence pour votre santé à long terme.

Pensez à votre assiette comme à une palette de couleurs et de saveurs ! Plus elle est variée, plus vous obtiendrez une large gamme de nutriments essentiels, à savoir :

- Des protéines : Viandes, poissons, œufs, légumineuses.
- Des fibres : Fruits, légumes, grains entiers, noix.
- Des vitamines : Fruits, légumes colorés, produits laitiers.
- Des minéraux : Viandes, poissons, légumes verts.
- Des acides gras essentiels : Poissons gras, noix, graines.

Essayez de nouveaux aliments, explorez différentes cuisines et amusez-vous à concocter des plats colorés et appétissants.

Par exemple, essayez une salade arc-en-ciel avec des légumes de toutes les couleurs, comme des carottes, du poivron, du chou rouge et des épinards. Non seulement c'est beau à regarder, mais c'est aussi délicieux et nourrissant !

En résumé, adopter une alimentation saine est un investissement dans votre bien-être à long terme. **Cela ne doit pas être compliqué ou restrictif.**

En faisant des choix alimentaires intelligents et en appréciant la diversité des aliments, vous pouvez nourrir votre corps, votre esprit et votre âme de manière délicieusement saine !

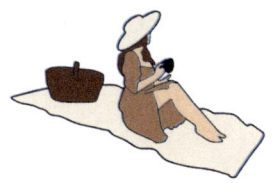

- **Aperçu des objectifs et de la structure de l'ebook.**

Dans cet ouvrage, mon objectif est de vous fournir une ressource complète et pratique pour vous aider à adopter une alimentation adaptée aux besoins de chaque membre de votre famille.

À travers des conseils basés sur des preuves scientifiques, des recettes nutritives et des stratégies pratiques, je vise à démystifier la nutrition et à inspirer des changements positifs dans les habitudes alimentaires.

Que vous soyez un adulte soucieux de sa santé ou un adolescent en quête de conseils pour une vie saine, cet ebook est conçu pour être facile à comprendre et à mettre en pratique.

J'ai structuré le contenu de manière claire et organisée, avec des explications simples et des conseils pratiques que vous pourrez intégrer dans votre vie quotidienne sans tracas.

Mais ne vous inquiétez pas, je ne suis pas là pour vous assommer de théories ennuyeuses ! Au contraire, j'ai rendu ce livre aussi agréable à lire que possible, avec une touche de légèreté et d'humour pour rendre l'apprentissage de la nutrition amusant et intéressant.

Vous trouverez des anecdotes, des tests et des exemples concrets pour rendre le contenu vivant et engageant.

En résumé, cet ebook est votre compagnon idéal pour explorer le monde de la nutrition de manière accessible et ludique.

Que vous soyez un novice en matière de nutrition ou un expert en devenir, j'ai quelque chose pour tout le monde dans ces pages.

Alors, préparez-vous à plonger dans cette aventure culinaire et nutritive, et à découvrir les nombreux plaisirs et bienfaits d'une alimentation saine et équilibrée !

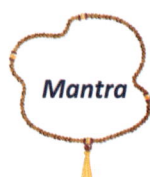

Mantra

"Je choisis la santé pour moi et pour les miens. Chaque décision que je prends, chaque repas que je prépare, me rapproche d'un mode de vie plus sain. En cultivant une relation positive avec la nourriture, je nourris mon corps, mon esprit et mes relations. Ensemble, nous construisons un avenir plein de vitalité, de bonheur et de partage."

L'ALIMENTATION AU COEUR DE VOTRE SANTÉ :

LE GUIDE DE L'ALIMENTATION BIEN ÊTRE POUR TOUTE LA FAMILLE©

CHAPITRE 1 :

LES FONDEMENTS DE L'ALIMENTATION SAINE.

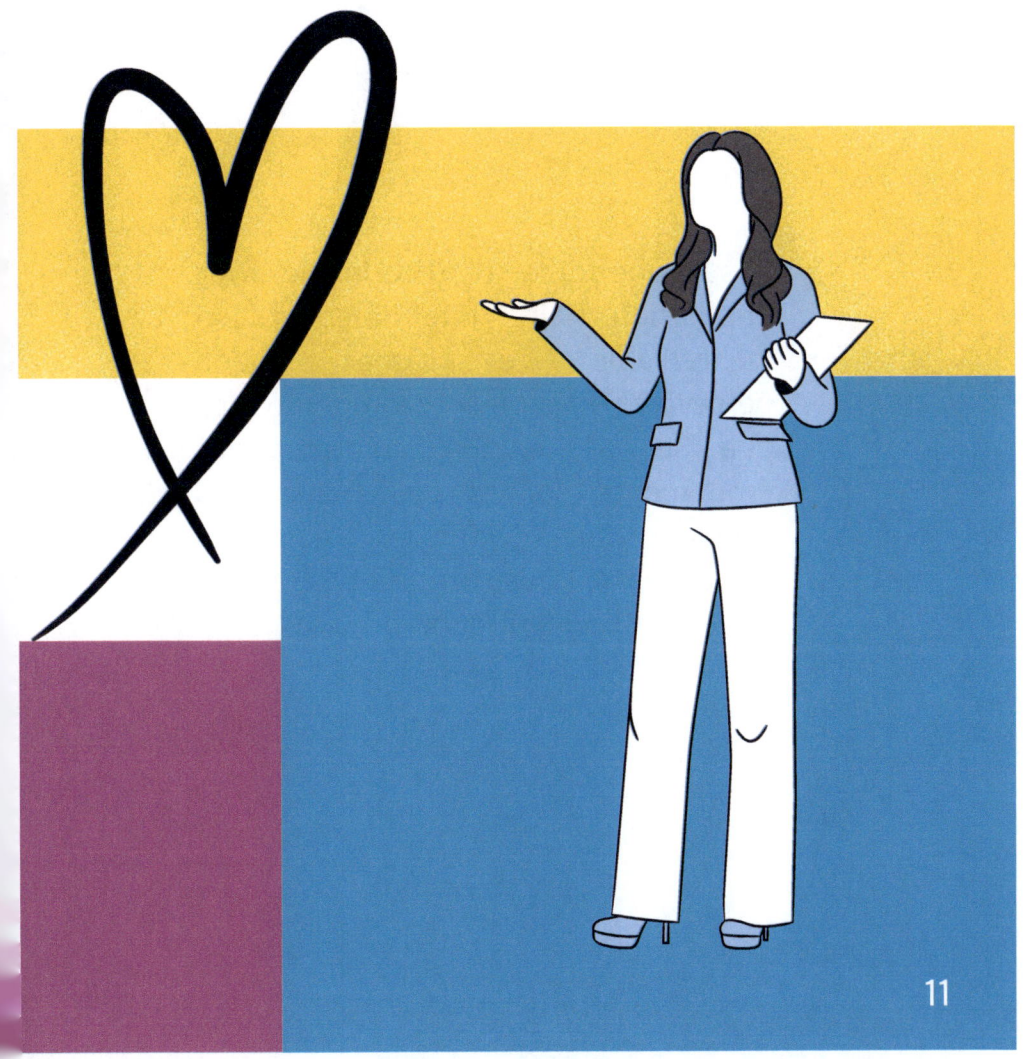

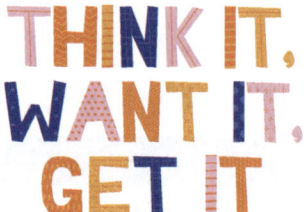

THINK IT, WANT IT, GET IT

Je suis une force créatrice infinie. Avec une vision claire, une détermination inébranlable et une action persévérante, je peux accomplir tout ce que je désire. En cultivant des fondements solides basés sur mes valeurs, mes principes et mes croyances, je construis une base solide pour mon bonheur et mon succès

Chapitre 1 : Les Fondements de l'Alimentation Saine.

Ensemble, nous allons plonger dans les bases d'une alimentation saine, vous permettant ainsi de faire des choix éclairés en matière de nutrition, tout en cultivant une connexion profonde avec votre bien-être physique, mental et émotionnel, pour vous épanouir un peu plus chaque jour.

Je sais que le monde de la nutrition peut parfois sembler intimidant et complexe, mais ne vous inquiétez pas, je suis là pour simplifier les choses et vous guider à travers les concepts clés.

Nous allons commencer par comprendre pourquoi une alimentation saine est si importante pour notre santé physique et mentale.

Puis, nous plongerons dans les principes fondamentaux d'une alimentation équilibrée.

Je vous expliquerai pourquoi il est crucial d'avoir une variété d'aliments dans votre assiette, comment équilibrer vos repas pour répondre à vos besoins nutritionnels et pourquoi la modération est la clé pour maintenir une santé optimale.

Enfin, nous démystifierons ensemble certains mythes courants sur l'alimentation, pour que vous puissiez faire la part des choses entre la vérité et la fiction quand il s'agit de votre assiette.

Préparez-vous à explorer le monde merveilleux de la nutrition de manière simple, accessible et sans stress.

Que vous soyez un débutant en quête de connaissances ou un amateur de nutrition chevronné, ce chapitre vous donnera les outils dont vous avez besoin pour démarrer votre voyage vers une alimentation plus saine et plus consciente.

Préparez-vous à un peu d'amusement ! Juste avant de plonger dans les pages captivantes de cet ouvrage, un petit quiz vous attend à la page suivante...

Quel est votre concept actuel d'une alimentation saine ? Découvrons le ensemble à travers ce quizz.

1. Quand vous pensez à une alimentation saine, quelle image vous vient en tête ?

a) Des assiettes remplies de légumes frais et colorés
b) Des aliments biologiques et locaux
c) Des plats équilibrés et variés
d) Des recettes simples et naturelles

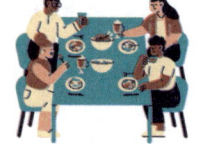

2. Quelle est votre principale motivation pour manger sainement ?

a) Améliorer ma santé physique et mentale
b) Protéger l'environnement et soutenir les agriculteurs locaux
c) Avoir plus d'énergie et de vitalité au quotidien
d) Prévenir les maladies et maintenir un poids santé

3. Quels aliments considérez-vous comme faisant partie d'une alimentation saine ?

a) Fruits, légumes, grains entiers et sources de protéines maigres
b) Produits biologiques, fermiers et de saison
c) Aliments non transformés et cuisinés à la maison
d) Aliments riches en nutriments et pauvres en sucres ajoutés et en gras saturés

4. Comment intégrez-vous les plaisirs gustatifs dans une alimentation saine ?

a) Cuisiner des plats savoureux avec des ingrédients frais
b) Explorer de nouvelles recettes et varier les saveurs
c) Savourer chaque bouchée et être conscient de ce que je mange
d) Équilibrer les aliments riches en saveur avec des choix plus sains et légers

5. Quel rôle joue la conscience alimentaire dans votre alimentation saine ?

a) Choix éclairés et respectueux de mon corps
b) Privilégier les produits responsables
c) Comprendre les besoins de mon corps et éviter les excès
d) Rechercher des informations sur la provenance et les valeurs nutritionnelles des aliments

Résultats : Comment considérez-vous une alimentation saine :
Majorité de A : Santé globale
Majorité de B : Durabilité et responsabilité sociale
Majorité de C : Variété, conscience et plaisir
Majorité de D : Qualité nutritionnelle et prévention des maladies

Notez votre résultat : _____

1.1 Pourquoi une alimentation saine est cruciale ?

Permettez-moi de vous poser une question : qu'est-ce qui rend votre cœur battant chaque jour ? Pour certains, c'est peut-être la perspective de réaliser leurs rêves les plus fous, pour d'autres, c'est le bonheur de passer du temps avec leurs proches.

Mais peu importe ce qui vous motive, une chose est sûre : un mode de vie sain est la clé pour profiter pleinement de chaque instant.

Que vous soyez un adulte jonglant avec les responsabilités de la vie quotidienne ou un adolescent naviguant dans les eaux tumultueuses de la croissance et du changement, prendre soin de votre santé est essentiel pour vivre une vie épanouissante et pleine de vitalité.

Mais pourquoi est-ce si important ?

Eh bien, imaginez maintenant votre corps comme une maison. Si les fondations sont solides et bien entretenues, la maison restera debout pendant des années. Mais si les fondations commencent à se fissurer et à s'effriter, la maison risque de s'effondrer.

Votre corps fonctionne de la même manière. En prenant soin de votre santé physique et mentale, vous construisez des fondations solides qui vous permettent de prospérer dans tous les aspects de votre vie.

Au cours de ce chapitre, nous explorerons en détail les raisons pour lesquelles un mode de vie sain est si crucial quelque soit notre âge.

Tout au long de ces pages, découvrons ensemble les impacts profonds des choix alimentaires et du mode de vie sur notre santé et notre bien-être global. Nous reconnaissons que la santé va bien au-delà de l'absence de maladie, incluant notre bien-être mental, émotionnel et social. Ensemble, explorons comment faire des choix éclairés pour cultiver une vie remplie de vitalité et de bonheur.

Alors, prêts à plonger avec moi dans ce voyage passionnant vers un mode de vie plus épanouissant ?

Attachez vos ceintures, car nous sommes sur le point de commencer une aventure qui changera votre vie pour le mieux !

Un quiz prêt à être résolu vous attend page 16.

Ici, je vous propose quiz amusant pour découvrir quels objectifs vous espérez atteindre en adoptant une alimentation plus saine :

1) Quand vous pensez à manger sainement, quelle image vous vient en tête ?

a) Des légumes frais et colorés
b) Un bol de fruits juteux
c) Un plateau de crudités avec des trempettes saines
d) Un smoothie vert plein de nutriments

2) Quelle est votre principale motivation pour adopter une alimentation saine ?

a) Améliorer ma santé globale
b) Atteindre un poids santé
c) Retrouver ma vitalité
d) Améliorer mon sommeil

Quel est votre plat préféré parmi les options suivantes ?
a) Salade de quinoa aux légumes grillés
b) Poisson grillé avec des légumes sautés
c) Curry de pois chiches avec du riz complet
d) Soupe de lentilles riches en fibres

3) Que ressentez-vous après avoir consommé un repas copieux et équilibré ?

a) Une sensation de légèreté et d'énergie
b) Une satisfaction de manger sainement
c) Un sentiment de bien-être et de vitalité
d) Une envie de rester actif et dynamique

4) Quelle est votre réaction face aux aliments transformés et riches en sucres ajoutés ?

a) Je préfère les éviter pour préserver ma santé
b) J'essaie de les limiter autant que possible
c) Je les remplace par des alternatives plus saines
d) Je suis conscient de leur impact sur mon bien-être et je les évite

Résultats :
Majorité de A : Votre objectif principal est d'améliorer votre santé globale.
Majorité de B : Vous visez à atteindre un poids santé.
Majorité de C : Vous cherchez à retrouver votre vitalité.
Majorité de D : Votre priorité est d'améliorer votre sommeil.

Notez votre résultat : _____

- **Statistiques sur les maladies liées à l'alimentation et les habitudes alimentaires chez les adultes et les adolescents.**

Je vais commencer par partager avec vous quelques faits moins joyeux, mais importants à connaître. Les statistiques concernant les maladies liées à l'alimentation et les habitudes alimentaires chez les enfants, adolescents, et les adultes mettent en lumière l'impact significatif de nos choix alimentaires sur notre santé. Il est crucial de garder cela à l'esprit pour prendre des décisions éclairées en matière de bien-être.

Selon l'Organisation Mondiale de la Santé (OMS), l'obésité est devenue une préoccupation majeure en matière de santé publique à l'échelle mondiale. En 2016, plus de 1,9 milliard d'adultes étaient en surpoids, dont plus de 650 millions étaient obèses, une augmentation considérable par rapport aux décennies précédentes.

En 2023, en France, les chiffres ne sont pas plus rassurants. Environ 17 % des adultes français sont désormais considérés comme obèses, tandis que 51 % sont en surpoids, ce qui représente une augmentation d'environ 50 % depuis les années 1990, selon une étude de Santé Publique France. Chez les adolescents français âgés de 15 à 19 ans, près de 18 % sont en surpoids et environ 4 % sont obèses, d'après une enquête de l'Institut de Veille Sanitaire.

Ces chiffres sont préoccupants, car l'obésité est un facteur de risque majeur pour de nombreuses maladies graves telles que le diabète de type 2, les maladies cardiovasculaires et certains types de cancer. De plus, elle peut avoir un impact négatif sur la qualité de vie, en limitant la mobilité et en augmentant le risque de troubles émotionnels tels que la dépression et l'anxiété.

Il est donc crucial de sensibiliser chacun aux risques associés à une alimentation déséquilibrée, en particulier chez les adolescents. Encourager des choix alimentaires plus sains est une priorité pour promouvoir une meilleure santé pour tous.

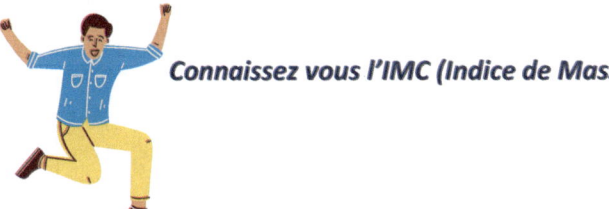

Connaissez vous l'IMC (Indice de Masse Corporelle) ?

L'Indice de Masse Corporelle, ou IMC, est une mesure simple qui peut donner une indication générale sur la corpulence d'une personne.

Pour calculer votre Indice de Masse Corporel, je vous donne rendez-vous à la page 18.

Calculons ensemble votre Indice de Masse Corporel (IMC) :

1) Quel est votre poids actuel en kilogrammes ? _____

2) Quelle est votre taille en mètres ? _____

Calculons maintenant votre IMC en utilisant la formule suivante :
IMC = poids (en kg) / (taille en m)²

Exemple : Pour une personne de 1,60 mètre pesant 60 kg :
1,60 × 1,60=2,561
60 kg / 2.561 = 23,44.
L'IMC de cette personne est d'environ 23,44. Selon les critères de l'OMS, cela correspond à une catégorie de "Poids normal", puisque l'IMC est compris entre 18,5 et 24,9.

3) Quelle est votre catégorie d'IMC selon le résultat obtenu ?

a) Moins de 18,5 : Sous-poids
b) Entre 18,5 et 24,9 : Poids normal
c) Entre 25 et 29,9 : Surpoids
d) 30 ou plus : Obésité

Résultats :

Majorité de A : Vous êtes peut-être en sous-poids.
Majorité de B : Votre poids est généralement considéré comme normal.
Majorité de C : Vous pourriez être en surpoids.
Majorité de D : Vous pourriez être dans la catégorie de l'obésité.

Votre IMC : _____

Il est important de noter que l'IMC est un outil de dépistage et qu'il ne tient pas compte de certains facteurs importants tels que la répartition de la masse musculaire et de la masse graisseuse dans le corps, ainsi que d'autres variables telles que l'âge, le sexe et la composition corporelle.

Par conséquent, il peut ne pas toujours être précis pour toutes les personnes, notamment les athlètes ou les personnes très musclées.

Il est toujours recommandé de consulter un professionnel de la santé pour obtenir une évaluation complète de la santé et du poids, et pour discuter des mesures appropriées à prendre en fonction de vos besoins individuels.

L'objectif principal est de favoriser un mode de vie sain et équilibré qui prend en compte l'alimentation, l'activité physique et le bien-être mental.

- **Effets à long terme d'une alimentation déséquilibrée sur la santé et le bien-être.**

Maintenant, laissez-moi vous emmener dans un voyage au-delà de l'assiette, où les choix que nous faisons aujourd'hui peuvent façonner notre santé et notre bien-être pour les années à venir.
Dans cette petite introduction, nous allons explorer les conséquences profondes d'une alimentation déséquilibrée sur notre santé physique, mentale et émotionnelle.

Visualisez votre corps comme un jardin. Si vous ne lui fournissez pas les bons nutriments, les plantes commenceront à flétrir et le sol deviendra stérile. De la même manière, une alimentation déséquilibrée peut affaiblir notre santé à long terme, nous rendant plus vulnérables aux maladies chroniques et compromettant notre bien-être global.

Au fil des ans, des décennies même, les effets néfastes d'une alimentation déséquilibrée peuvent s'accumuler, affectant chaque aspect de notre vie. De l'obésité et du diabète aux maladies cardiovasculaires et au déclin cognitif, les conséquences sur la santé physique sont bien documentées.

Mais ce n'est pas tout...

Une alimentation déséquilibrée peut également avoir un impact sur notre bien-être émotionnel. Des études ont montré que les régimes riches en sucres ajoutés et en aliments transformés peuvent augmenter le risque de dépression et d'anxiété, tandis qu'une alimentation riche en fruits, légumes et aliments complets est associée à une meilleure santé mentale.

Enfin, n'oublions pas l'impact sur notre qualité de vie. Se sentir fatigué, léthargique et mal dans sa peau peut affecter nos relations, notre travail et notre capacité à profiter de la vie au maximum.

Au cours de ce chapitre, nous plongerons plus en profondeur dans ces effets à long terme d'une alimentation déséquilibrée, en examinant les preuves scientifiques et en explorant des exemples concrets.

Ensemble, nous découvrirons pourquoi il est si crucial de nourrir notre corps et notre esprit avec des aliments qui nous font du bien, aujourd'hui et pour les années à venir.

Découvrez pages 21 et 22 deux quiz amusants sur ce thème.

- **Connaissez-vous les complications liées au diabète de type 2 ?**

Tout d'abord, il est important de noter que le diabète de type 2 est une condition tout à fait gérable. Avec les bonnes habitudes de vie et une prise en charge appropriée, il est tout à fait possible de vivre une vie qualitative et épanouie même avec un diagnostic de diabète de type 2.

- **Maintenant, parlons des risques.**

Bien que le diabète de type 2 puisse être géré, il est crucial de reconnaître les dangers potentiels associés à cette condition. L'un des principaux risques est celui des complications à long terme.

Un contrôle inadéquat de la glycémie peut entraîner des complications graves telles que :
- les maladies cardiovasculaires,
- les accidents vasculaires cérébraux,
- les problèmes rénaux,
- la cécité,
- des problèmes de pieds pouvant entraîner des amputations.

Cependant, il est important de se rappeler que ces complications peuvent être largement évitées ou retardées grâce à une gestion proactive de la maladie.

- **Cela implique de surveiller régulièrement :**
    - sa glycémie,
    - de suivre un plan alimentaire sain,
    - de maintenir un poids santé,
    - de faire de l'exercice quotidiennement,
    - de prendre les médicaments prescrits par votre médecin,
    - et de consulter régulièrement votre équipe de soins de santé.

En outre, il existe de nombreuses ressources et soutiens disponibles pour vous aider à gérer votre diabète de type 2. Des éducateurs en diabète, des nutritionnistes, des groupes de soutien et des professionnels de la santé sont là pour vous accompagner à chaque étape du chemin.

Donc, bien que le diabète de type 2 puisse présenter des risques sérieux, en prenant des mesures appropriées, vous pouvez vivre une vie saine et active tout en minimisant ces risques.

La clé réside dans une gestion proactive et une prise en charge attentive de votre santé.

Quiz n° 1 : Découvrez si vous êtes un pro de la prévention du diabète !

Rappelez-vous que ces tests ludiques <u>ne remplacent en aucun cas une consultation médicale</u>.

Si vous avez des préoccupations concernant votre santé ou votre risque de diabète, il<u> est essentiel de consulter un professionnel de la santé</u> qualifié pour obtenir des conseils personnalisés et des recommandations adaptées à votre situation.

- **Quel est votre plat préféré ?**
    - A) Salade de fruits frais
    - B) Pizza chargée en fromage
    - C) Rien de mieux qu'une bonne glace !

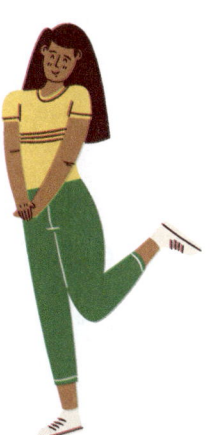

- **Quelle est votre routine de pause ?**
    - A) Une promenade rapide après le déjeuner
    - B) Netflix & chill toute la journée
    - C) Une sieste régénératrice, bien sûr !

- **Quelle est votre boisson préférée ?**
    - A) Eau plate, tout simplement
    - B) Soda sucré à volonté
    - C) Smoothies ultra-colorés

- **Comment vous sentez-vous après avoir mangé un repas copieux ?**
    - A) Plein d'énergie et prêt à bouger
    - B) Fatigué et prêt à une sieste
    - C) Un peu coupable, mais délicieusement satisfait

- **Quelle est votre relation avec le sucre ?**
    - A) Je sais quand dire non aux desserts
    - B) Je suis un(e) accro au sucre
    - C) Le sucre et moi, c'est une histoire d'amour inconditionnelle

Je note mon résultat :

Nombre de A : _____ Nombre de B _____ Nombre de C : _____

Résultats :
- **Majorité de A** : Félicitations pour vos habitudes saines ! Continuez ainsi pour prévenir le diabète.
- **Majorité de B** : Quelques ajustements peuvent faire une grande différence ! Réduisez le sucre et bougez plus.
- **Majorité de C** : Vous adorez le sucre, mais l'équilibre est la clé. Modérez-vous pour éviter le diabète.

Quiz n°2 : Découvrez votre profil de santé cardiovasculaire !

- **Quelle est votre activité préférée ?**
    - A) Jogging matinal
    - B) Séance de binge-watching sur le canapé
    - C) Sieste à l'ombre d'un arbre

- **Quel est votre en-cas idéal ?**
    - A) Fruits frais ou noix
    - B) Chips et soda
    - C) Barre de chocolat

- **Comment décririez-vous votre niveau de stress ?**
    - A) Gérable, grâce à la méditation ou au yoga
        - B) Élevé, surtout en période de travail ou d'examens
        - C) Stress ? Je laisse tout couler !

- **À quelle fréquence consommez-vous des aliments frits ?**
    - A) Rarement, voire jamais
    - B) Quelques fois par semaine
    - C) Trop souvent pour compter !

- **Comment vous sentez-vous après une bonne nuit de sommeil ?**
    - A) Rafraîchi et prêt à affronter la journée
    - B) Encore fatigué, mais une tasse de café règle ça
    - C) Quelle bonne nuit de sommeil ?!

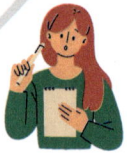

Notez votre résultat :

Nombre de A : _____ Nombre de B _____ Nombre de C : _____

Résultats :

- **Majorité de A** : Continuez vos habitudes saines pour garder votre cœur en forme !

- **Majorité de B** : Réduisez les aliments gras et sucrés, bougez plus et gérez le stress pour protéger votre cœur.

- **Majorité de C** : Investissez dans des choix plus sains pour réduire votre risque de maladie cardiovasculaire.

1.2 Principes de base d'une alimentation saine pour tous.

Dans cette partie, nous allons aborder des concepts clés, mais ne vous inquiétez pas, rien de trop compliqué ! Nous parlerons d'équilibre nutritionnel, de variété alimentaire et de modération.

En d'autres termes, nous verrons comment composer des repas équilibrés qui font du bien à votre corps sans vous priver du plaisir de manger.

Nous découvrirons ensemble l'importance de l'éducation nutritionnelle pour adopter de saines habitudes alimentaires qui vous accompagneront tout au long de votre vie.

Alors, prêt(e) à explorer ce passionnant univers avec moi ?

- **Concepts clés tels que l'équilibre nutritionnel, la variété alimentaire et la modération**

Bienvenue dans l'univers dynamique et ludique de la nutrition, où les chiffres et les faits se mêlent à la découverte pour des repas aussi savoureux que bénéfiques !

L'équilibre nutritionnel :

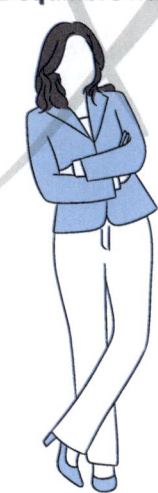

Saviez-vous que près de 80% des Français ne mangent pas assez de fruits et de légumes, malgré les recommandations du PNNS (Programme National de Nutrition Santé) ? C'est fou, n'est-ce pas ? Mais ce n'est pas tout ! On se laisse souvent tenter par les produits transformés, le sucre et les graisses de mauvaise qualité, sans même s'en rendre compte. Mais ne vous inquiétez pas, je suis là pour vous aider à démystifier tout ça ! Ensemble, nous allons découvrir comment rétablir l'équilibre dans notre alimentation pour des repas sains et délicieux.

Pensez-vous consommer une quantité suffisante de fruits et de légumes dans votre alimentation ? Si oui, pourriez-vous estimer combien vous en consommez chaque jour ou chaque semaine ?

Faites le test...

Êtes-vous un pro des fruits et légumes ?

Répondez à ces questions pour évaluer votre consommation de fruits et légumes ! Amusez-vous bien !

1. Combien de portions de fruits et légumes pensez-vous consommer chaque jour ?
- Moins de 1 portion
- 1 à 2 portions
- 3 à 4 portions
- 5 portions ou plus

2. Quel est votre fruit préféré parmi les suivants ?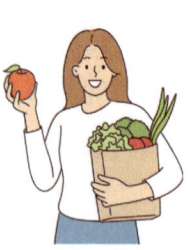
- Pomme
- Banane
- Orange
- Fraise
- Autre (à préciser)

3. Combien de légumes différents consommez-vous en une semaine ?
- 1 à 2 sortes
- 3 à 4 sortes
- 5 à 6 sortes
- Plus de 6 sortes

4. Quelle est votre manière préférée de consommer des légumes ?
- Crus (salades, crudités)
- Cuits à la vapeur
- Grillés
- En soupes ou potages
- Autre (à préciser)

5. À quelle fréquence essayez-vous de varier les fruits et légumes que vous consommez ?
- Rarement, je reste généralement sur les mêmes
- De temps en temps, j'essaie de varier un peu
- Souvent, j'aime découvrir de nouveaux fruits et légumes
- Toujours, je fais attention à varier au maximum

Vos réponses :

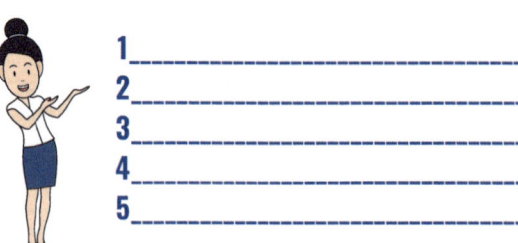

1_____
2_____
3_____
4_____
5_____

La variété alimentaire :

Connaissez-vous le secret d'une alimentation équilibrée et joyeuse ?

C'est la variété !

Une étude de l'Institut National de Recherche pour l'Agriculture, l'Alimentation et l'Environnement (INRAE) a révélé que plus nous varions nos repas, plus notre corps est heureux.

Et vous savez quoi ? Les petits bouts qui goûtent à plein de saveurs dès leur plus jeune âge développent des papilles de gourmet et sont moins tentés par les sucreries plus tard.

Alors, à nous les découvertes culinaires pour un corps plein de vitalité et de bonne humeur !

La modération :

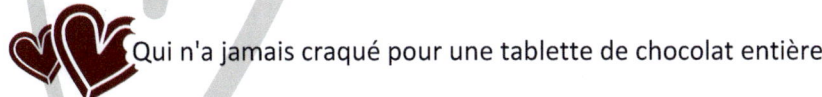Qui n'a jamais craqué pour une tablette de chocolat entière ?

Mais attention, trop de sucre ou d'alcool peuvent jouer des tours à notre santé. Une enquête de l'Observatoire de la Consommation Alimentaire (OCHA) a même révélé une augmentation de la consommation de boissons sucrées et de produits sucrés transformés en France.

Mais pas de panique ! Ensemble, nous allons apprendre à savourer ces petits plaisirs avec modération pour rester en pleine forme et garder notre énergie au top !

En résumé, ces chiffres et études nous montrent que bien manger, c'est un peu comme un jeu de découvertes où chaque repas est une aventure pleine de saveurs et de bienfaits pour notre santé.

Alors, prêts à partir explorer ce monde dynamique et savoureux avec moi ?

Selon vous...Ne trichez pas ;-)

Quelle est la meilleure façon de savoir si vous mangez en quantité appropriée lors d'un repas ?

- A) Utiliser une balance
- B) Suivre les recommandations de taille des portions
- C) Manger jusqu'à ce que vous vous sentiez plein(e)

Votre réponse :_____

La bonne réponse : B

- **L'importance de l'éducation nutritionnelle pour encourager de bonnes habitudes alimentaires tout au long de la vie.**

L'éducation nutritionnelle joue un rôle essentiel dans la promotion de bonnes habitudes alimentaires tout au long de la vie.

En France, où la cuisine est considérée comme un art et où la gastronomie fait partie intégrante de la culture, l'éducation nutritionnelle revêt une importance particulière pour transmettre les connaissances nécessaires à une alimentation équilibrée et saine.

Selon une enquête réalisée par Santé Publique France, seulement 38% des adultes français déclarent avoir reçu une éducation nutritionnelle formelle au cours de leur vie. De plus, une étude de l'Institut National de la Consommation a révélé que près de 80% des Français estiment que l'éducation nutritionnelle devrait être une priorité dans le système éducatif.

L'éducation nutritionnelle commence dès le plus jeune âge. En France, les programmes scolaires intègrent des leçons sur l'alimentation saine et l'équilibre nutritionnel dès l'école primaire. Par exemple, le Programme National Nutrition Santé (PNNS) a développé des ressources pédagogiques telles que des livrets et des jeux interactifs pour sensibiliser les enfants aux bienfaits d'une alimentation équilibrée.

De plus, les initiatives communautaires et les programmes de sensibilisation jouent un rôle important dans l'éducation nutritionnelle des adultes. Par exemple, des ateliers culinaires sont organisés dans les centres communautaires pour apprendre aux adultes à cuisiner des repas sains et équilibrés avec des ingrédients abordables et faciles à trouver.

En outre, les médias et les réseaux sociaux jouent un rôle croissant dans la diffusion de l'éducation nutritionnelle. Des blogs, des podcasts et des vidéos en ligne proposent des conseils pratiques et des recettes saines pour aider les individus à prendre des décisions éclairées en matière d'alimentation. Il est, cependant essentiel de rester prudent face à l'offre pléthorique sur internet, qui peut parfois s'avérer dangereuse.

En conclusion, l'éducation nutritionnelle est un outil puissant pour encourager de bonnes habitudes alimentaires tout au long de la vie.

En fournissant aux personnes les connaissances et les compétences nécessaires pour prendre des décisions éclairées en matière d'alimentation, il est possible de promouvoir la santé et le bien-être à long terme.

1.3 Démystification des mythes sur l'alimentation.

Bienvenue dans les coulisses passionnantes de l'alimentation moderne, où les tendances et les croyances se bousculeront ! Dans les prochaines sections, nous explorerons deux aspects essentiels de ce monde palpitant.

D'abord, préparez-vous à démasquer les régimes à la mode et les idées populaires sur l'alimentation. Ensemble, nous passerons au crible ces tendances, dévoilerons les pièges cachés derrière les promesses alléchantes et je vous donnerai des clés pour démêler le vrai du faux. Vous verrez, ce sera comme jouer aux détectives de la nutrition !

Ensuite, nous plongerons dans le monde fascinant de la nutrition basée sur des preuves scientifiques. Je vous présenterai les dernières recherches et études, les vraies stars du show ! Ensemble, nous découvrirons les secrets d'une alimentation saine et équilibrée, soutenue par des données solides.

Alors, êtes-vous prêts à explorer ces univers captivants avec moi ? Accrochez-vous, ce sera une aventure épique dans le monde coloré de la nutrition moderne

- **Analyse critique des tendances alimentaires populaires et des fausses croyances**

Dans un pays où la gastronomie est une véritable passion, les tendances alimentaires et les idées reçues peuvent facilement influencer nos choix à table.

Mais avant de céder à la tentation d'une nouvelle tendance, testons vos connaissances pour démêler le vrai du faux et favoriser une alimentation saine et équilibrée.

Mise en situation :

"Imaginez que vous êtes dans une bibliothèque remplie de livres sur la nutrition, que vous ayez vos livres préférés, ceux que consultez régulièrement pour savoir ce qui vous semble bon à manger pour votre santé.

Maintenant et avant de passer à la page suivante, notez vos croyances sur ce qui est sain ou non, ce que vous devriez manger plus ou moins, ou même vos petites superstitions alimentaires ?"

Votre réponse : _____

_____

_____

- **Le mythe du régime "sans gluten" :**

Question : Quelle proportion des produits "sans gluten" n'est pas recommandée pour les personnes atteintes de la maladie cœliaque selon une étude de l'ANSES ?

- a) Environ 50%
- b) Près de 75%
- c) Près de 86%
- d) Moins de 25%

- **Réponse** : 86%
  - Explication : Malgré sa popularité croissante, de nombreux produits "sans gluten" contiennent des traces de gluten, ce qui les rend inadaptés aux personnes atteintes de la maladie cœliaque.

- **Les régimes restrictifs :**

Question : Quel pourcentage des Français ont suivi un régime alimentaire restrictif selon une enquête de l'IFOP ?

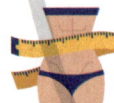
- a) Environ 10%
- b) Près de 30%
- c) Moins de 5%
- d) Près de 50%

- **Réponse** : 50%
  - Explication : Près d'un tiers des Français ont sauté le pas des régimes restrictifs, souvent influencés par des informations erronées ou des modes passagères.

- **La vérité sur les produits "light" :**

Question : Que révèle une étude de l'AFSSA sur les produits "light" ?

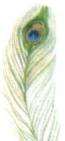
- a) Ils sont toujours meilleurs pour la santé que les produits traditionnels.
- b) Certains contiennent des additifs et des édulcorants artificiels.
- c) Ils sont totalement exempts de calories.
- d) Ils sont recommandés pour les enfants en bas âge.

- **Réponse** : b
  - Explication : Les produits "light" peuvent contenir des additifs et des édulcorants artificiels, ce qui peut être préjudiciable sur le long terme pour la santé.

- **Mythe des régimes "détox" :**

Quelle est la promesse principale des régimes "détox" ?
- a) Perdre du poids rapidement.
- b) Éliminer les toxines du corps.
- c) Améliorer la digestion.
- d) Augmenter l'énergie.

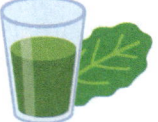

- Réponse : b
  - Explication : Les régimes "détox" prétendent souvent éliminer les toxines du corps, mais en réalité, notre corps a déjà un système efficace pour cela, principalement à travers le foie et les reins.

- **Mythe des calories négatives :**

Que signifie l'idée de "calories négatives" ?

- a) Des aliments qui contiennent peu de calories.
- b) Des aliments qui brûlent plus de calories pendant la digestion qu'ils n'en apportent.
- c) Des aliments qui doivent être évités pour perdre du poids.
- d) Des aliments qui fournissent une énergie négative.

- Réponse : b
  - Explication : L'idée des calories négatives est qu'il faut plus de calories pour digérer certains aliments (comme les céleris) qu'ils n'en apportent, mais cette notion est exagérée et non prouvée scientifiquement.

Notez votre score -------- /5

A quelle(s) question(s) avez vous donnez la bonne réponse ?

_____

A quelle(s) question(s) avez vous donnez une mauvaise réponse ?

_____

En conclusion, une analyse critique des tendances alimentaires et des fausses croyances est essentielle pour faire les bons choix à table.

En se basant sur des données scientifiques et des recommandations nutritionnelles fiables, vous pourrez naviguer dans le paysage alimentaire moderne avec confiance et discernement.

Alors, êtes-vous prêts à relever le défi ?

- **Promotion d'une approche basée sur des preuves scientifiques pour une alimentation saine et équilibrée**

Dans notre pays où chaque repas est une véritable œuvre d'art, il est crucial d'adopter une approche de l'alimentation qui conjugue plaisir et santé, le tout saupoudré d'une bonne dose de science ! Alors, en avant pour un voyage culinaire plein de saveurs et de découvertes scientifiques !

   o **Les bienfaits prouvés d'une alimentation équilibrée :**

Selon une étude menée par l'INSERM (Institut National de la Santé et de la Recherche Médicale), manger équilibré peut réduire de 25% le risque de partir trop tôt et de 30% celui de développer des problèmes de cœur. C'est comme une potion magique pour prolonger notre aventure sur cette belle planète !

   o **La magie des cinq fruits et légumes par jour :**

Connaissez-vous le secret du PNNS (Programme National Nutrition Santé) pour une santé de fer ? Il suffit de croquer dans au moins cinq portions de fruits et légumes par jour ! Cette astuce est tellement efficace qu'elle réduit le risque de maladies graves comme les maladies du cœur et le cancer. Alors, à vos carottes et vos pommes, prêts, croquez !

   o **Attention aux viandes rouges et charcuteries :**

Savez-vous que nos amis de l'ANSES ont découvert que trop de viande rouge et de charcuterie peuvent jouer des tours à notre santé ? Oui, oui, ils ont trouvé un lien entre ces délices et un risque plus élevé de cancer colorectal. Heureusement, il y a plein d'autres sources de protéines délicieuses à explorer, comme les légumineuses et les poissons gras !

   o **Un coup de frein sur les sucres ajoutés :**

Attention, danger sucré ! Les sucres ajoutés peuvent être de vilains garnements pour notre santé, augmentant le risque d'embonpoint, de diabète et de problèmes cardiaques. Selon le PNNS, il est recommandé de ne pas dépasser 10% de nos calories quotidiennes en sucres ajoutés. C'est comme une chasse au trésor, mais pour les sucres cachés !

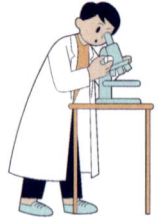

En somme, une alimentation saine et équilibrée, validée par la science, est la clé de notre vitalité. Avec les conseils avisés des experts, savourons chaque bouchée tout en prenant soin de notre santé.

L'ALIMENTATION AU COEUR DE VOTRE SANTÉ :

LE GUIDE DE L'ALIMENTATION BIEN ÊTRE POUR TOUTE LA FAMILLE©

CHAPITRE 2 :

PLANIFIER UN RÉGIME ALIMENTAIRE ADAPTÉ POUR CHAQUE PÉRIODE DE LA VIE.

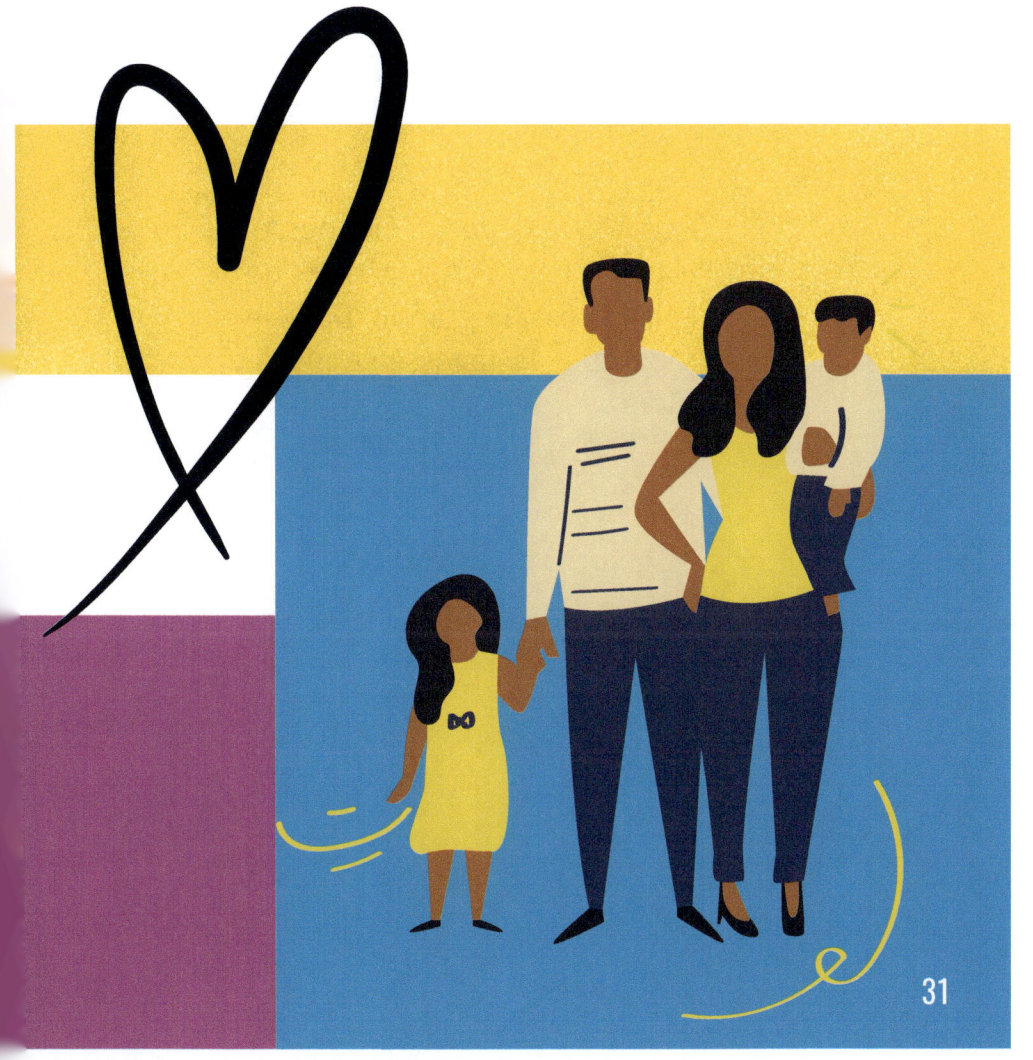

life is good

Dans l'aube de la jeunesse, l'espoir fleurit, Au zénith de l'âge, la passion grandit, Dans le crépuscule, la sagesse se révèle infinie.

Chapitre 2 : Planifier un Régime Alimentaire Adapté à chaque période de la vie.

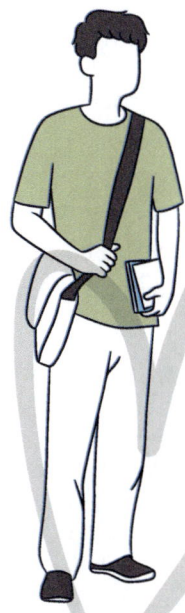

Dans ce chapitre, nous allons explorer ensemble les secrets pour créer un régime alimentaire sain et équilibré. Vous allez découvrir comment déterminer vos besoins nutritionnels uniques en fonction de votre âge, de votre style de vie et de vos activités quotidiennes. Je vais vous partager des conseils pratiques pour composer des repas délicieux et nourrissants tout en gardant le contrôle sur les portions pour maintenir un poids corporel sain. Puis, nous discuterons de la manière d'adapter votre alimentation en fonction de vos préférences personnelles, qu'il s'agisse de préférences alimentaires ou d'intolérances.

Prêt à vous embarquer avec moi dans ce voyage ?

2.1 Évaluation des besoins nutritionnels pour la santé et le bien-être.

Dans les prochaines pages, nous allons tenter ensemble de décrypter les mystères de votre métabolisme !

Nous nous immergerons complètement dans le captivant domaine des besoins énergétiques. Grâce à des outils simples prenant en compte des variables telles que l'âge, le sexe, le poids et le niveau d'activité, vous serez équipé(e) pour estimer vos besoins avec la précision d'un(e) véritable expert(e) en nutrition ! C'est l'occasion idéale de débloquer tout le potentiel de votre énergie !

Je vais également vous montrer comment élaborer un plan alimentaire sur mesure, spécialement conçu pour satisfaire les besoins uniques de votre corps à chaque étape de votre vie.

Grâce à mes recettes et astuces de nutritionniste, vous découvrirez le parfait équilibre entre plaisir et santé dans chaque bouchée !

Attendez-vous à des découvertes surprenantes et à des conseils pratiques qui vous accompagneront tout au long de cette passionnante aventure nutritionnelle !

- **Méthodes pour calculer les besoins énergétiques individuels en fonction de l'âge, du sexe, du poids et du niveau d'activité.**

Visualisez-vous en train de démêler les fils complexes de votre propre métabolisme. Dans cette aventure, je vais vous guider à travers un labyrinthe de chiffres et de formules pour découvrir les secrets de vos besoins énergétiques.

L'âge :

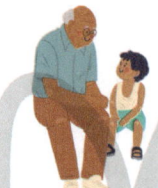

Votre âge influence-t-il votre appétit pour l'aventure ? Absolument ! Plus vous êtes jeune, plus votre corps a besoin de carburant pour grandir et explorer le monde qui vous entoure.

Le sexe :

Découvrez comment votre genre influe sur vos besoins énergétiques : les hommes brûlent généralement plus de calories en raison de leur composition corporelle différente et de leur masse musculaire plus élevée. Mesdames, prêtes à rivaliser sur le terrain de la dépense énergétique ?

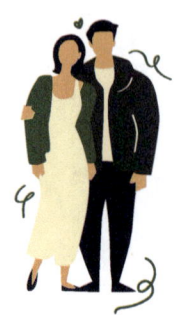

Le poids :

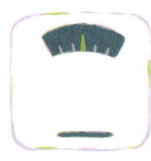

Laissez votre curiosité s'emballer, car votre poids est un élément crucial dans l'équation de vos besoins énergétiques. Chaque kilo compte, car il ajoute une lueur supplémentaire à votre feu intérieur, celui qui vous fait vibrer et fonctionner au mieux !

Le niveau d'activité :

Êtes-vous aventurier ou adepte du calme ? Votre niveau d'activité influence vos besoins énergétiques : plus vous êtes actif, plus votre corps a besoin de carburant. Prêts à répondre à vos besoins ?

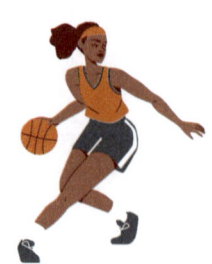

À travers ces calculs ludiques, vous allez découvrir les clés pour planifier un régime alimentaire parfaitement adapté à vos besoins individuels.

Méthode de l'Équation de Harris et Benedict :

Cette méthode est largement utilisée pour estimer les besoins énergétiques de base (BMR), qui représentent les calories nécessaires au repos. Voici comment calculer votre BMR :

- **Pour les hommes** : BMR = 88,362 + (13,397 x poids en kg) + (4,799 x taille en cm) - (5,677 x âge en années)
- **Pour les femmes** : BMR = 447,593 + (9,247 x poids en kg) + (3,098 x taille en cm) - (4,330 x âge en années)

Une fois que vous avez calculé votre BMR, vous pouvez multiplier ce chiffre par un coefficient d'activité physique pour estimer vos besoins énergétiques totaux.

Exemple :

Si vous êtes une femme de 30 ans, pesant 60 kg et mesurant 165 cm, votre BMR serait d'environ 1400 calories par jour. En fonction de votre niveau d'activité physique, vos besoins énergétiques totaux pourraient varier comme suit :

- **Sédentaire** (peu ou pas d'exercice) :
BMR x 1,2
- **Légèrement actif** (exercice léger 1 à 3 jours par semaine) :
BMR x 1,375
- **Modérément actif** (exercice modéré 3 à 5 jours par semaine) :
BMR x 1,55
- **Très actif** (exercice intense 6 à 7 jours par semaine) :
BMR x 1,725
- **Extrêmement actif** (exercice intense tous les jours, ou travail physique intense, exercice deux fois par jour) :
BMR x 1,9

A vos calculs :

Je calcule et je note mon BMR <u>sans</u> activité physique :

_____

Je calcule et je note mon BMR <u>avec</u> activité physique :

_____

Ci-dessous, les besoins caloriques recommandés par jour en fonction de l'âge et du sexe
- Adolescent : 2 000 à 3 200 calories par jour.
- Femme adulte : 1 800 à 2 400 calories par jour.
- Homme adulte : 2 200 à 3 000 calories par jour.
- Femme de plus de 65 ans : 1 600 à 2 200 calories par jour.
- Homme de plus de 65 ans : 1 800 à 2 400 calories par jour.

Ces chiffres sont des estimations générales et peuvent varier en fonction du poids, de la taille, du niveau d'activité et d'autres facteurs individuels.

NOTES

- **Élaboration d'un plan alimentaire équilibré pour répondre aux besoins spécifiques de chaque groupe d'âge. Menus et recettes.**

Ici, je vais vous apprendre à jongler avec les besoins nutritionnels uniques de chaque étape de la vie, des enfants aux adultes, en passant par les personnes âgées.

- Les enfants et adolescents en pleine croissance :

Pour ces jeunes aventuriers, une alimentation riche en nutriments est essentielle pour favoriser une croissance forte et saine. Des portions généreuses de légumes colorés, de fruits sucrés et de protéines sont nécessaires pour soutenir leur énergie débordante.

Menu Gourmand Pour les Petits Aventuriers : Découvrez toutes les Recettes des Pages 41 à 44 !

Petit-déjeuner :
- **Potion matinale revitalisante** : Smoothie aux fruits frais accompagné d'un trait de lait demi-écrémé pour une dose de calcium magique.
- **Flocons d'avoine enchantés** avec une pluie de baies colorées et des éclats de fée pour un départ énergique dans la journée.

Déjeuner :
- **Trésors du jardin** : Salade arc-en-ciel avec des légumes croquants (carottes, concombres, poivrons) et des éclats de fromage enchanté.
- **Sandwich mystique** au beurre de cacahuète et à la gelée de sorcière, servi avec des bâtonnets de légumes croquants pour une touche de magie verte.

Collation :
- **Étoiles de Banane au Chocolat et aux Amandes.**

Dîner :
- **Potion de soupe féérique aux légumes** : Un mélange de légumes du jardin, mijoté avec des herbes enchantées et servi avec des étoiles de pain grillées.
- **Filets de poisson des profondeurs**, accompagnés de riz des terres lointaines et de légumes rôtis pour un festin équilibré et délicieux.
- **Salade de fruits magique** : Un mélange sucré de fruits de saison, arrosé d'un soupçon de miel magique pour une touche de douceur.

Avec ce menu plein de couleurs et de saveurs, vos petits aventuriers seront prêts à affronter toutes les quêtes qui se dresseront sur leur chemin !

NOTES

MENU GOURMAND POUR LES PETITS AVENTURIERS.

RECETTES

NOTES

Petit-déjeuner : pour 1 portion

- **Potion matinale revitalisante :**

Ingrédients :
- 1 banane moyenne (environ 120 grammes)
- 100 gr de fruits rouges frais ou surgelés
- 1 kiwi moyen (environ 70 grammes)
- 50 ml de lait demi-écrémé bio

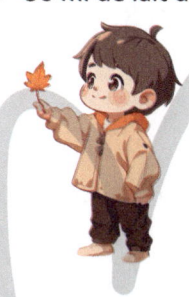

Instructions :
1. Coupez la banane, les fraises et le kiwi,
2. Mettez-les dans un blender avec le lait,
3. Mixez jusqu'à obtenir une texture lisse,
4. Versez dans un verre et savourez !

Ce smoothie est délicieux, rafraîchissant et nutritif, parfait pour une dose de vitamines et de calcium !

- **Flocons d'avoine enchantés**

Ingrédients :
- 50 gr de flocons d'avoine (sans gluten de préférence)
- 150 ml de lait demi-écrémé bio
- 1 poignée de baies colorées (fraises, myrtilles, framboises, etc.)
- 1 CS d'éclats de fée (peut être remplacée par des graines de chia, des graines de lin, des noix concassées, etc.)

Instructions :
1. Portez le lait demi-écrémé à ébullition,
2. Ajoutez les flocons d'avoine et laissez mijoter pendant environ 5 minutes jusqu'à ce qu'ils épaississent,
3. Retirez du feu, versez dans un bol,
4. Ajoutez les baies et les éclats de fée,
5. Mélangez et savourez votre petit-déjeuner !"

Ce petit-déjeuner est à la fois délicieux, nourrissant et plein d'énergie pour bien commencer la journée !

Déjeuner : Pour 1 portion

- **Trésors du jardin, salade arc en ciel :**

Ingrédients :
- 1 carotte moyenne (100 g)
- 1/2 concombre moyen (100 g)
- 1/2 poivron rouge (100 g)
- 50 gr de fromage enchanté (chèvre, brebis, mozzarella, feta, etc.)
- Jus d'un demi-citron bio
- 1 CS d'huile d'olive extra vierge
- Sel et poivre au goût
- Optionnel : herbes fraîches pour garnir

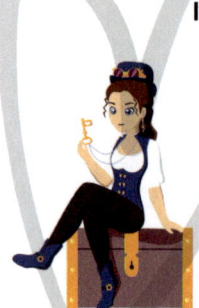

Instructions :
1. Coupez les légumes et émiettez le fromage.
2. Préparez la vinaigrette en mélangeant jus de citron, huile, sel et poivre.
3. Versez la vinaigrette sur la salade et mélangez doucement.
4. Garnissez d'herbes fraîches si vous le souhaitez.
5. Servez et savourez cette salade colorée et croquante !"

Cette salade est non seulement belle à regarder mais aussi délicieusement croquante et rafraîchissante, parfaite pour un repas léger et nutritif.

- **Sandwich mystique**

Ingrédients :
- 2 tranches de pain complet au levain
- 2 CS de beurre de cacahuète 100% sans additif
- 2 CS de gelée de sorcière (ou confiture de framboise allégé en sucre)
- Bâtonnets de légumes croquants (carottes, concombres, poivrons)

Instructions :
1. Tartinez une tranche de pain avec du beurre de cacahuète et l'autre avec de la gelée de sorcière.
2. Ajoutez des bâtonnets de légumes sur une des tranches.
3. Refermez pour former un sandwich.
4. Coupez en deux si nécessaire.
5. Servez avec les bâtonnets de légumes.
6. Dégustez !

Un sandwich rapide et magique, parfait pour une touche de fantaisie à votre repas !

Collation : Pour 1 portion

- **Étoiles de Banane au Chocolat et aux Amandes.**

Ingrédients :
- 1 banane
- 20 g de chocolat noir (minimum 70% de cacao)
- 10 g d'amandes effilées

Instructions :
1. Coupez la banane en tranches.
2. Faites fondre le chocolat noir.
3. Trempez chaque tranche de banane dans le chocolat fondu.
4. Saupoudrez d'amandes effilées.
5. Laissez refroidir jusqu'à ce que le chocolat durcisse légèrement.

Une collation gourmande et enchantée, parfaite pour une pause énergisante !

Dîner : Pour 1 portion

- **Potion de soupe féérique aux légumes** :

Ingrédients :
- 1 petite carotte
- 1/4 de courgette
- 1/4 de tomate
- 1/4 de poivron rouge
- 500 ml de bouillon de légumes
- Quelques branches d'herbes fraîches (thym, romarin, basilic, etc.)
- 2 tranches de pain complet au levain pour les étoiles

Instructions :
1. Coupez les légumes.
2. Faites mijoter les légumes avec les herbes fraîches et le bouillon de légumes jusqu'à tendreté.
3. Découpez des étoiles dans les tranches de pain.
4. Faites griller les étoiles de pain jusqu'à dorure.
5. Retirez les herbes de la soupe une fois cuite.
6. Servez la soupe aux légumes dans des bols avec les étoiles de pain.
7. Dégustez cette potion réconfortante !"

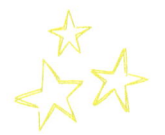

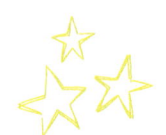

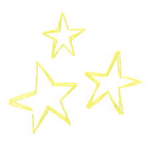

- **Filets de poisson des profondeurs :**

Ingrédients :
- 150 gr de filet de poisson (tel que cabillaud, saumon, ou autre)
- 75 gr de riz complet ou semi-complet
- 100 gr de légumes (tels que carottes, courgettes, poivrons)
- 10 gr d'huile d'olive extra vierge
- Sel et poivre au goût

Instructions :
1. Préchauffez le four à 200°C,
2. Assaisonnez les filets de poisson avec du sel et du poivre, puis disposez-les sur une plaque de cuisson recouverte de papier sulfurisé,
3. Coupez les légumes et disposez-les autour du poisson
4. Arrosez les légumes d'huile d'olive, salez et poivrez,
5. Cuisez au four pendant 15-20 minutes,
6. Pendant ce temps, faites cuire le riz,
7. Servez les filets de poisson avec le riz et les légumes.
8. Savourez ce festin équilibré !

- **Salade de fruits magique :**

Ingrédients :
- 100 gr de fruits de saison
- 10 gr de miel local et/ou bio de préférence (ou sirop d'érable)
- Optionnel : quelques feuilles de menthe pour garnir

Instructions :
1. Lavez et coupez les fruits en morceaux,
2. Disposez les fruits dans un bol,
3. Arrosez les fruits avec du miel,
4. Mélangez délicatement,
5. Garnissez de feuilles de menthe,
6. Dégustez cette salade de fruits magique !

Ces recettes devraient offrir un festin équilibré et délicieux, ainsi qu'une touche de douceur fruitée pour terminer le repas.

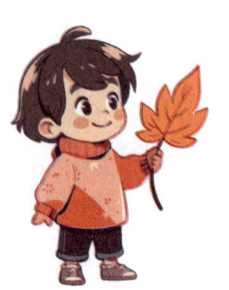

- **Les adultes en pleine force.**

Bienvenue dans le monde des adultes, où trouver le temps pour manger sainement est un défi ! Pour rester énergique malgré des emplois du temps chargés, il faut jongler avec des portions équilibrées de protéines, de glucides, de lipides et de légumes.

Énergie au Menu Pour des Journées Actives. Découvrez toutes les recettes des Pages 48 à 50 !

Petit-déjeuner :

- **Breuvage matinal revigorant** : Smoothie vert aux épinards, à la banane et au lait d'amande pour une dose de vitalité dès le matin.
- **Bol d'énergie** : Flocons d'avoine cuits dans du lait d'amande, garnis de tranches de banane, de noix et de graines de chia pour une explosion de saveurs et de nutriments.

Déjeuner :

- **Plat du marché** : Salade méditerranéenne avec des feuilles de roquette, des tomates cerises, des olives, du fromage de chèvre et une vinaigrette légère à l'huile d'olive et au vinaigre balsamique.
- **Galette aux légumes** rôtis accompagnée d'une sauce au yaourt et aux herbes fraîches pour une touche de fraîcheur.

Collation :

- **Coupe de fruit frais** avec une touche de menthe fraîche pour une pause rafraîchissante et énergisante.

Dîner :

- **Aventure culinaire** : Filet de poulet grillé mariné au citron et aux herbes, servi avec du quinoa aux légumes grillés et des asperges sautées à l'ail.
- **Poires pochées** au vin rouge et aux épices, accompagnées d'une boule de glace à la vanille pour une touche sucrée et réconfortante.

Avec ce menu savoureux et équilibré, les adultes actifs seront prêts à affronter toutes les péripéties de leur journée avec énergie et vitalité !

NOTES

"ADULTES EN PLEINES FORCES

ENERGIE AU MENU POUR DES JOURNEES ACTIVES".

RECETTES

Petit-déjeuner : pour 1 portion

- **Breuvage matinal revigorant :**

Ingrédients :
- 50 gr d'épinards frais
- 1 banane moyenne (environ 120g)
- 150 ml de lait d'amande sans sucre ajoutés

Instructions :
1. Placez les épinards, la banane coupée en morceaux et le lait d'amande dans un blender.
2. Mixez jusqu'à obtenir une consistance lisse.
3. Versez dans un verre et dégustez ce smoothie vert revitalisant dès le matin !

- **Bol d'énergie :**

Ingrédients :
- 40 gr de flocons d'avoine (sans gluten de préférence)
- 200 ml de lait d'amande sans sucre ajouté
- 1/2 banane (environ 60g), tranchée
- Quelques myrtilles (facultatif)
- 10 gr de noix concassées (noix, amandes, etc.)
- 10 gr de graines de chia bio

Instructions :
1. Dans une casserole, portez le lait d'amande à ébullition.
2. Ajoutez les flocons d'avoine et laissez mijoter pendant environ 5 minutes, en remuant de temps en temps, jusqu'à ce que les flocons d'avoine épaississent.
3. Versez les flocons d'avoine cuits dans un bol.
4. Garnissez avec les tranches de banane, les noix concassées et les graines de chia, les myrtilles.
5. Dégustez ce bol d'énergie savoureux et nutritif pour démarrer la journée du bon pied !

Ces recettes offrent un bon équilibre nutritionnel pour commencer la journée. Le smoothie vert apporte des vitamines et antioxydants grâce aux épinards et à la banane, tandis que le lait d'amande ajoute des protéines végétales.

Le bol d'énergie à base de flocons d'avoine, de lait d'amande, de banane, de noix et de graines de chia offre une source durable d'énergie avec des fibres, des protéines et des graisses saines. En combinant ces deux options, on obtient un petit-déjeuner équilibré favorisant la vitalité et la santé.

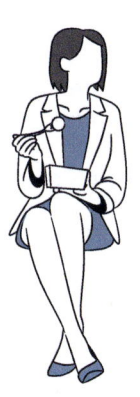

Déjeuner : pour 1 portion

- **Salade méditerranéenne :**

Ingrédients :
- 50 gr de roquette
- 100 gr de tomates cerises
- 50 gr d'olives
- 50 gr de figues fraîches (ou sèches)
- 50 gr de fromage de chèvre ou de brebis
- 1 CS d'huile d'olive extra vierge
- 1 CS de vinaigre balsamique ou de cidre
- Sel et poivre au goût

Instructions :
1. Dans un grand bol, mélangez la roquette, les tomates cerises coupées en deux, les olives dénoyautées, les figues coupées en morceaux et le fromage de chèvre ou de brebis émietté.
2. Dans un petit bol, mélangez l'huile d'olive, le vinaigre balsamique, le sel et le poivre pour faire la vinaigrette.
3. Versez la vinaigrette sur la salade et mélangez délicatement.
4. Servez et dégustez cette salade méditerranéenne rafraîchissante !

Galette aux légumes rôtis :

Ingrédients :
- 100 gr de légumes rôtis (comme des courgettes, des poivrons, des oignons)
- 1 galette de céréales ou de légumineuses (environ 100g)
- 50 gr de yaourt nature de chèvre ou de brebis ou végétal
- 1 CS d'herbes fraîches hachées (menthe, ciboulette, persil, etc.)
- Sel et poivre au goût

Instructions :
1. Disposez les légumes rôtis sur la galette.
2. Dans un petit bol, mélangez le yaourt nature, les herbes fraîches hachées, le sel et le poivre pour faire la sauce.
3. Versez la sauce au yaourt sur les légumes.
4. Servez et dégustez cette galette aux légumes rôtis avec une touche de fraîcheur grâce à la sauce au yaourt aux herbes.

Ensemble, ces deux plats constituent un déjeuner équilibré, offrant une combinaison d'éléments nutritifs essentiels pour soutenir la santé et le bien-être.

Diner : pour 1 portion

- **Filet de poulet grillé mariné au citron et aux herbes :**

Ingrédients :
- 1 filet de poulet (environ 150g)
- Jus d'un demi-citron bio de préférence
- 1 CS d'huile d'olive extra vierge
- Herbes fraîches (thym, romarin, persil)
- Sel et poivre au goût

Instructions :
1. Dans un bol, mélangez le jus de citron, l'huile d'olive, les herbes fraîches hachées, le sel et le poivre.
2. Badigeonnez le filet de poulet avec ce mélange et laissez mariner pendant environ 30 minutes.
3. Faites griller le poulet jusqu'à ce qu'il soit bien cuit.
4. Servez chaud avec le quinoa aux légumes grillés et les asperges sautées à l'ail.

- **Poires pochées au vin rouge et aux épices :**

Ingrédients :
- 2 poires
- 200 ml de vin rouge
- 50 gr de sucre complet ou de coco
- Épices (cannelle, clous de girofle,...)
- 2 boules de glace à la vanille

Instructions :
1. Pelez les poires en conservant la tige.
2. Dans une casserole, portez à ébullition le vin rouge avec le sucre et les épices.
3. Ajoutez les poires dans le liquide et laissez mijoter à feu doux pendant environ 20 minutes, jusqu'à ce qu'elles soient tendres.
4. Retirez les poires et faites réduire le sirop jusqu'à ce qu'il épaississe légèrement.
5. Servez les poires tièdes avec une boule de glace à la vanille et arrosez de sirop.

Ce dîner équilibré offre une variété d'aliments nutritifs. Le filet de poulet grillé apporte des protéines maigres, le quinoa et les légumes fournissent des fibres et des vitamines, tandis que les poires pochées ajoutent une touche sucrée. Cette combinaison garantit un repas satisfaisant et équilibré du point de vue nutritionnel.

○ **Les personnes âgées pleines de sagesse.**

Explorez le royaume des sages, où chaque repas enseigne la sagesse. Pour ces voyageurs aguerris, une alimentation adaptée est cruciale pour leur santé et bien-être. Calcium pour des os solides, antioxydants pour défier le temps, fibres pour une digestion fluide, et des protéines pour des muscles forts.

Menu Savoureux pour Choyer les Personnes Âgées. Découvrez toutes les recettes des Pages 54 à 56 !

Petit-déjeuner :

- **Elixir matinale apaisante** : Thé chaud infusé avec du miel local et une touche de cannelle pour réchauffer le cœur et l'âme.
- **Bouillie d'avoine** crémeuse avec des morceaux de pommes cuites et une pincée de cannelle pour une sensation de douceur et de réconfort.

Déjeuner :

- **Soupe de légumes maison** préparée avec des légumes racines, des herbes fraîches et des lentilles pour une explosion de saveurs et de nutriments.
- **Quiche aux épinards et au fromage**, servie avec une salade de roquette aux noix et à la vinaigrette balsamique pour un repas léger et délicieux.

Collation :

- **Poignée de fruits secs** mélangés et de noix pour une pause énergétique et nutritive entre les repas.

Dîner :

- **Plat réconfortant** : Poulet rôti tendre avec une sauce champignon crémeuse, servi avec des pommes de terre écrasées à l'ail et des haricots verts vapeur pour un repas digne des grands banquets.
- **Compote de fruits** chauds avec une touche de vanille et une cuillerée de crème fouettée pour une fin de repas douce et savoureuse.

En adaptant nos repas aux besoins spécifiques de chaque groupe d'âge, nous pouvons créer une symphonie de saveurs et de nutriments qui favorise une santé optimale et un bien-être général.

NOTES

"UN FESTIN DOUX ET RÉCONFORTANT :

UN MENU SAVOUREUX POUR CHOYER LES PERSONNES ÂGÉES."

RECETTES

Petit-déjeuner : pour 1 portion

- **Elixir Matinale Apaisante :**

Ingrédients :
- 1 mug d'eau chaude
- 1 thé vert ou 1 infusion au choix
- 1 CC de miel local et/ou bio
- 1/4 cuillère à café de cannelle

Instructions :
1. Faites chauffer de l'eau jusqu'à ce qu'elle soit chaude mais pas bouillante.
2. Versez l'eau chaude dans un mug
3. Ajoutez le miel et la cannelle, puis remuez bien jusqu'à ce que le miel soit complètement dissous.
4. Laissez infuser quelques minutes pour que les saveurs se mélangent parfaitement.
5. Servez chaud et savourez cette boisson apaisante pour réchauffer le cœur et l'âme.

- **Bouillie d'Avoine Crémeuse :**

Ingrédients :
- 40 gr de flocons d'avoine
- 120 ml d'eau
- 120 ml de lait d'amande sans sucre ajouté
- 1 petite pomme, pelée et coupée en dés
- Une pincée de cannelle
- Une pincée de sel (facultatif)
- Optionnel : 1 CC de miel local et/ou bio pour plus de douceur (ou sirop d'érable)

Instructions :
1. Dans une casserole, portez l'eau à ébullition.
2. Ajoutez les flocons d'avoine et réduisez le feu à moyen-doux.
3. Laissez mijoter pendant environ 5 minutes, en remuant de temps en temps, jusqu'à ce que l'avoine épaississe et absorbe l'eau.
4. Ajoutez le lait et continuez à cuire en remuant régulièrement pendant 2 à 3 minutes supplémentaires, jusqu'à ce que la bouillie soit crémeuse et épaisse.
5. Ajoutez les dés de pomme et laissez cuire encore quelques minutes jusqu'à ce qu'ils ramollissent légèrement.
6. Retirez du feu, ajoutez une pincée de cannelle et éventuellement une pincée de sel pour rehausser les saveurs.
7. Versez dans un bol, ajoutez éventuellement un peu de miel pour plus de douceur, et dégustez cette bouillie d'avoine réconfortante.

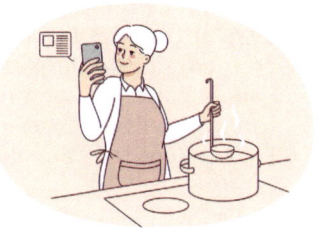

Déjeuner : pour 1 portion

- **Soupe de Légumes Maison :**

Ingrédients :
- 1 carotte, pomme de terre et navet (en dés)
- 1 oignon et 2 gousses d'ail (hachés)
- 60 gr de lentilles corail
- 950 ml de bouillon de légumes
- 1 feuille de laurier et 1 branche de thym
- Sel, poivre et huile d'olive (environ 1 CS)

Instructions :
1. Faites revenir l'oignon et l'ail dans de l'huile d'olive, puis ajoutez les légumes, les lentilles, le bouillon et les herbes.
2. Laissez mijoter jusqu'à tendreté, retirez les herbes, assaisonnez et servez.

- **Quiche aux Épinards et au Fromage :**

Ingrédients pour la pâte :
- 120 gr de farine de riz semi complet
- 55 gr de beurre fermier
- 60 ml d'eau glacée

Ingrédients pour la garniture :
- 80 gr d'épinards
- 1/2 oignon (hachés)
- 50 gr de mozzarella ou parmesan râpé
- 3 œufs bio
- 120 ml de crème fraîche ou crème coco
- Sel, poivre et muscade (facultatif)

Instructions :
1. Mélangez farine et beurre, ajoutez l'eau, étalez dans un moule et réfrigérez.
2. Faites revenir l'oignon et les épinards, disposez-les sur la pâte avec le fromage.
3. Battez les œufs avec la crème, assaisonnez, versez sur la garniture et cuisez au four à 180°C pendant 30 à 35 minutes.

Ces deux plats offrent une variété de nutriments essentiels, des fibres, des protéines et des glucides équilibrés. La soupe est riche en légumes et en protéines végétales, tandis que la quiche associe des légumes verts à des protéines et des matières grasses saines. En les servant avec une salade, vous obtenez un repas complet et équilibré.

Diner : pour 1 portion

- **Plat Réconfortant :**

Ingrédients :
- 150 gr de cuisse de poulet (sans la peau)
- 100 gr de champignons frais ou surgelés ou en conserve <u>bien rincés</u>
- 150 gr de pommes de terre ou de patates douces
- 100 gr de haricots verts
- 1 gousse d'ail
- 30 ml de crème fraîche ou de coco
- 10 gr de beurre fermier
- Sel, poivre, thym

Instructions :
1. Assaisonnez la cuisse de poulet avec du sel, du poivre et du thym, puis faites-la rôtir au four à 180°C pendant environ 25-30 minutes jusqu'à ce qu'elle soit cuite.
2. Pendant ce temps, faites revenir les champignons dans une poêle avec le beurre jusqu'à ce qu'ils soient dorés, puis ajoutez la crème fraîche et laissez mijoter quelques minutes.
3. Faites cuire les pommes de terre jusqu'à ce qu'elles soient tendres, puis écrasez-les avec de l'ail et un peu de crème fraîche.
4. Faites cuire les haricots verts à la vapeur jusqu'à ce qu'ils soient tendres.

- **Compote de Fruits Chauds :**

Ingrédients :
- 150 gr de fruits de saison
- 10 gr de sucre complet ou de coco
- Une pincée de vanille
- 30 ml de crème fouettée

Instructions :
1. Épluchez et coupez les fruits en morceaux, puis faites-les cuire dans une casserole avec le sucre et la vanille jusqu'à ce qu'ils soient tendres.
2. Écrasez légèrement les fruits pour obtenir une consistance de compote.
3. Servez chaud avec une cuillerée de crème fouettée.

Ces repas offrent une nutrition équilibrée, fournissant protéines maigres, fibres, vitamines et minéraux. Ils sont adaptés aux besoins des personnes âgées, favorisant leur santé et leur bien-être.

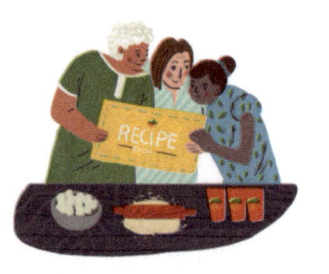

2.2 Exploration des alternatives alimentaires !

Que vous soyez en quête de nouvelles saveurs, que vous suiviez un régime spécifique ou que vous cherchiez simplement à diversifier votre alimentation, je suis ravie de vous présenter une sélection de substituts simples et nourrissants.

Dans notre monde où les choix alimentaires se multiplient et où les modes de vie évoluent, il est primordial de disposer d'options répondant à nos divers besoins. Mon but est de vous offrir des solutions qui marient simplicité, saveur et qualité nutritionnelle, tout en évitant les aliments auxquels vous pourriez être sensibles.

Que vous soyez intolérant au gluten, végétalien ou simplement curieux de découvrir de nouveaux horizons culinaires, j'espère que cette sélection saura vous inspirer à concocter des repas délicieux et satisfaisants, sans jamais sacrifier le plaisir gustatif ni la qualité.

Et si vous testiez vos connaissances *sur les substituts possibles pour différents régimes alimentaires* :

1. Quelle(s) farine(s) sont sans gluten ?

a) La farine de riz
b) La farine de maïs
c) La farine d'amande
d) La farine de petit épeautre

Réponse : *a/b et c le petit épeautre contient du gluten*

2. Quels sont les laits autorisés lors d'une intolérance au lactose et/ou à la protéine du lait (la caséine) ?

a) Le lait d'amande
b) Le lait de chèvre
c) Le lait de soja
d) Le lait de chèvre

Réponse : *a/b et c le lait de chèvre contient du lactose et de la caséine.*

3. Quel aliment est souvent utilisé comme alternative au fromage dans les plats sans produits laitiers ?

a) Levure alimentaire
b) Tofu
c) Noix de cajou

Réponse : *Toutes les réponses ci-dessus*

NOTES

"SAVEURS SANS FRONTIÈRES :

ADAPTER SON ALIMENTATION

TOUT EN MAINTENANT L'EQUILIBRE."

- **Saveurs sans frontières** : Adapter le régime alimentaire en fonction des préférences personnelles et intolérances alimentaires tout en maintenant l'équilibre nutritionnel.
  - Personnes cœliaques (intolérantes au gluten) :
    - **Substituts à la farine de blé** : farine de riz, farine de maïs, farine de sarrasin, farine de quinoa, farine de châtaigne.
    - **Produits sans gluten** : pâtes sans gluten (à base de riz, de maïs ou de sarrasin), flocons d'avoine sans gluten, pain sans gluten (attention aux additifs).
  - Personnes allergiques aux œufs :
    - **Remplacements pour lier les ingrédients** : purée de fruits (banane, compote de pommes), mélange de graines de lin ou de chia (1 cuillère à soupe de graines + 3 cuillères à soupe d'eau pour remplacer 1 œuf), yaourt végétal.
    - **Alternatives dans les recettes** : substituts d'œufs commerciaux sans œufs, tofu soyeux.
  - Personnes allergiques aux oléagineux :
    - **Utilisation de graines** : graines de tournesol, graines de citrouille, graines de sésame, graines de courge.
    - **Alternatives dans les recettes** : beurre de graines de tournesol, beurre de sésame (tahini), beurre de courge, beurre de tournesol.
  - Personnes allergiques aux arachides :
    - **Alternatives au beurre d'arachide** : beurre d'amande, beurre de noix de cajou, beurre de tournesol, beurre de sésame.
    - **Utilisation de graines** : graines de tournesol, graines de citrouille, graines de sésame, graines de lin.
  - Personnes allergiques au soja :
    - **Alternatives aux produits à base de soja** : lait d'amande, lait de coco, lait de riz, lait d'avoine, lait de chanvre.
    - **Substituts pour les protéines de soja** : tofu de pois chiches, tofu de haricots, tempeh de lentilles.

- **Personnes allergiques au sésame** :
    - **Utilisation d'huiles alternatives** : huile d'olive, huile de tournesol, huile de colza, huile de pépins de raisin.
    - **Substituts pour le tahini** : beurre d'amande, beurre de noix de cajou, beurre de tournesol.
- **Personnes allergiques aux autres graines** :
    - **Utilisation d'autres sources de matières grasses** : beurre, margarine sans huile de graines, huiles d'olive, de coco.
    - **Substituts pour les graines dans les recettes** : fruits secs (raisins secs, cranberries), céréales sans graines.
- **Régimes à indice glycémique bas ou sans sucre ajouté** :
    - **Utilisation de sucres naturels** : fruits frais (fraises, myrtilles, framboises), édulcorants naturels comme le miel ou le sirop d'érable en quantités modérées.
    - **Choix d'aliments à faible indice glycémique** : légumes non féculents (brocoli, épinards, courgettes), grains entiers (quinoa, avoine), légumineuses (pois chiches, lentilles), protéines maigres (poisson, poulet), produits laitiers non sucrés.

En utilisant ces alternatives, vous pouvez facilement adapter vos menus pour répondre aux besoins alimentaires spécifiques de chacun, y compris les régimes à indice glycémique bas ou sans sucre ajouté, tout en garantissant la sécurité alimentaire et le plaisir gustatif pour tous.

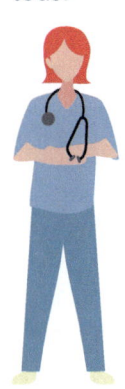

Note importante

Il est essentiel de noter que ces suggestions ne remplacent pas les conseils personnalisés d'un professionnel de la santé.

Je vous encourage vivement à consulter votre médecin ou un.e nutritionniste pour obtenir un plan alimentaire adapté à vos besoins spécifiques.

NOTES

QUELQUES EXEMPLES DE RECETTES SIMPLES ET NUTRITIVES

SANS GLUTEN NI PRODUIT LAITIER ANIMAL.

Dans cette sélection de repas, je vous présente en bonus des options simples et nourrissantes **sans gluten ni produit laitier animal** pour le petit-déjeuner, le déjeuner et le dîner. Ces propositions offrent une variété d'alternatives qui s'adaptent à vos goûts alimentaires variés et à votre mode de vie contemporain.

Petit-déjeuner :

Smoothie Bowl aux Fruits : 1 portion

Ingrédients :
- 1 banane congelée
- 1 tasse de fruits rouges surgelés (fraises, framboises, myrtilles)
- 1/2 tasse de jus végétal (amande, soja, riz, châtaigne)
- 1 CS de graines de chia
- Garnitures : tranches de banane, baies fraîches, granola, graines de chia

Instructions :
- Dans un mixeur, mélangez la banane, les fruits rouges, le jus végétal et les graines de chia jusqu'à obtention d'une consistance lisse.
- Versez le smoothie dans un bol et garnissez-le de tranches de banane, de baies fraîches, de granola et de graines de chia.

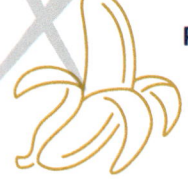

Pain Perdu à la Banane : 1 portion

Ingrédients :
- 2 tranches de pain au sarrasin ou au levain
- 1 œuf bio
- 1 banane mûre écrasée
- 1/4 de tasse de jus végétal (amande, riz, châtaigne)
- 1 CC de cannelle
- Huile de coco pour la cuisson

Instructions :
- Dans un bol peu profond, battez l'œuf avec la banane écrasée, le jus végétal et la cannelle.
- Trempez les tranches de pain dans le mélange d'œuf et de banane.
- Faites chauffer l'huile de coco dans une poêle et faites cuire les tranches de pain jusqu'à ce qu'elles soient dorées de chaque côté.
- Servez chaud avec un filet de sirop d'érable ou de miel local et/ou bio.

Déjeuner :

Salade de Quinoa Méditerranéenne : 1 portion

Ingrédients :
- 60 gr de quinoa cuit
- 1/4 de concombre et de poivron rouge, coupé en dés
- 1/2 tomate, coupée en dés
- 15 gr de fromage végétal émietté (à base de noix de cajou)
- 15 gr d'olives noires dénoyautées
- 15 ml de jus de citron
- 7,5 ml d'huile d'olive
- Sel et poivre, au goût

Instructions :
- Mélangez dans un grand bol le quinoa cuit, le concombre, le poivron rouge, la tomate, le fromage végétal et les olives.
- Assaisonnez avec jus de citron, huile d'olive, sel et poivre.
- Garnissez de persil frais avant de servir frais.

Wrap au Poulet et aux Légumes : 1 portion

Ingrédients :
-   1 tortilla de maïs
- 100 gr de poulet cuit et tranché
- Laitue romaine ou feuilles d'épinards
- Tomates cerises coupées en deux
- Poivrons rouges et jaunes en lanières
- 1 CS de yaourt végétal ou de houmous

Instructions :
- Étalez le yaourt végétal ou le houmous sur la tortilla,
- Ajoutez la laitue ou les épinards, le poulet, les tomates cerises et les lanières de poivrons.
- Roulez fermement et coupez en deux.

Bol Buddha aux Légumes Grillés : 1 portion

Ingrédients :
- 1 tasse de quinoa cuit
- Légumes grillés (aubergines, courgettes, poivrons)
- 1/2 avocat en tranches
- 1/4 de tasse de pois chiches rôtis
- 2 CS de graines de tournesol
- Vinaigrette balsamique ou au vinaigre de cidre

Instructions :
- Disposez le quinoa cuit au fond d'un bol.
- Ajoutez les légumes grillés, l'avocat et les pois chiches rôtis par-dessus.
- Saupoudrez de graines de tournesol et arrosez de vinaigrette.

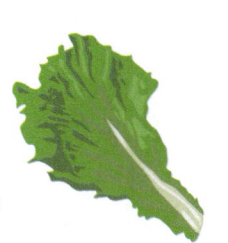

Dîner :

Saumon au Four avec Légumes Rôtis : 1 portion

Ingrédients :
- 1 filet de saumon
- Asperges, carottes et pommes de terre coupées en dés
- Huile d'olive extra vierge
- Sel, poivre, herbes de Provence
- Tranches de citron bio

Instructions :
- Préchauffez à 200°C.
- Disposez les légumes sur la plaque, arrosez d'huile, de sel, de poivre, et d'herbes de Provence.
- Placez le saumon, assaisonnez le, cuire 20 min.

Poulet Tikka Masala : 1 portion

Ingrédients :
- 120 gr de blanc de poulet coupé en dés
- oignon haché
- ail émincées
- 70 gr de tomates concassées
- 50 ml de lait de coco
- 1/2 CS de pâte de curry tikka masala
- Sel, poivre, coriandre fraîche

Instructions :
- Faites revenir l'oignon et l'ail dans de l'huile jusqu'à dorure, ajoutez le poulet et faites-le dorer.
- Versez les tomates, le lait de coco et la pâte de curry, laissez mijoter 15 minutes.
- Assaisonnez avec sel, poivre et coriandre.

Tofu Sauté aux Légumes et au Sésame : 1 portion

Ingrédients :
- 50 gr de tofu ferme, coupé en dés
- Légumes sautés au choix (poivrons, champignons, brocoli)
- Sauce soja sans gluten et sans sucre ajouté, graines de sésame, huile de sésame

Instructions :
- Chauffez l'huile de sésame, faites sauter les dés de tofu jusqu'à ce qu'ils soient dorés.
- Ajoutez les légumes et faites-les cuire jusqu'à tendreté.
- Versez la sauce soja, saupoudrez de graines de sésame et mélangez avant de servir.

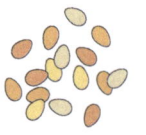

2.3 Intégration d'une alimentation saine dans la vie quotidienne.

Maintenant, explorons ensemble des astuces pour des choix alimentaires équilibrés à la maison, au travail, à l'école et dans la vie quotidienne. Je vous partagerai également des conseils pour encourager les enfants et les adolescents à préparer des repas sains.

- **Stratégies pour faire des choix alimentaires sains lors des repas à la maison, au travail, à l'école, etc.**

En adoptant ces approches empreintes d'humanité et de partage, vous pouvez transformer vos repas en moments de connexion et de bienveillance, tout en cultivant des habitudes alimentaires saines et durables.

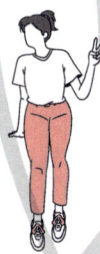

- À la maison :
  - Impliquez toute la famille dans la planification et la préparation des repas. Cuisiner ensemble favorise le partage et l'apprentissage, permettant à chacun d'exprimer ses préférences et de contribuer à des choix alimentaires sains.
  - Privilégiez les repas faits maison pour éviter les excès de sel, de sucre et de matières grasses des plats préparés, ce qui est particulièrement important en France, où les repas faits maison sont souvent plus équilibrés sur le plan nutritionnel.

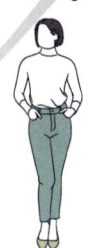

- Au travail :
  - Au lieu de succomber aux fast-foods ou aux repas rapides, cultivez une culture alimentaire saine au travail. Organisez des déjeuners partagés où chacun apporte un plat sain à partager, favorisant ainsi la diversité, la convivialité et des choix équilibrés.
  - En France, où le temps de pause déjeuner est souvent limité, cela valorise les moments de pause et renforce les liens entre collègues.

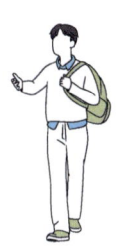

- À l'école :
  - Encouragez les enfants à participer à leurs choix alimentaires en discutant avec eux des bienfaits d'une alimentation saine et en les impliquant dans le choix des repas scolaires.
  - En France, où la restauration scolaire est importante pour l'éducation nutritionnelle, promouvoir des repas variés et équilibrés est essentiel pour leur santé et leur bien-être.

- **Astuces pour impliquer les enfants et les adolescents dans la préparation des repas et la sélection des aliments.**

Dans cette exploration je vais vous donner des astuces pour impliquer les enfants et les adolescents dans la préparation des repas et le choix des aliments. Nous découvrirons ensemble comment leur offrir une opportunité précieuse d'apprendre les bases d'une alimentation saine tout en développant leur autonomie et leur créativité en cuisine.

- **Faire des courses en famille :**
  - Impliquez les enfants dans les courses alimentaires en famille. Apprenez-leur à choisir des fruits et légumes frais, lire les étiquettes nutritionnelles et comparer les prix. Les marchés locaux en France offrent une diversité de produits frais et soutiennent les producteurs locaux.
- **Cuisiner ensemble :**
  - Organisez des sessions de cuisine en famille, adaptées à l'âge des enfants. Consultez-les pour choisir des recettes selon leurs préférences. Par exemple, cuisiner des plats traditionnels favorise l'échange culinaire et renforce les liens familiaux.

Voici une méthode simplifiée pour lire une étiquette nutritionnelle :

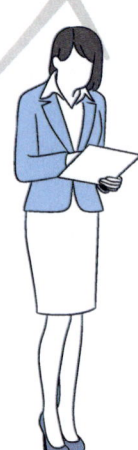

Portion et taille des portions : Repérez la taille de la portion recommandée.

Calories : Notez le nombre de calories par portion.

Nutriments à limiter : Identifiez les gras saturés, les sucres ajoutés, le sodium.

Nutriments à privilégier : Cherchez les fibres, protéines, vitamines et minéraux.

Pourcentage de la valeur quotidienne (% VQ) : Visez 5 % ou moins pour les nutriments à limiter et 20 % ou plus pour les nutriments à privilégier.

Liste des ingrédients : Vérifiez le nombre d'ingrédients, les allergènes et le nombre d'additifs.

En gardant ces points à l'esprit, vous pouvez choisir des aliments qui vous aideront à vous sentir bien et en bonne santé.

L'ALIMENTATION AU COEUR DE VOTRE SANTÉ

LE GUIDE DE L'ALIMENTATION BIEN ÊTRE POUR TOUTE LA FAMILLE©

CHAPITRE 3 :

PROMOUVOIR UN MODE DE VIE ACTIF ET ÉQUILIBRÉ.

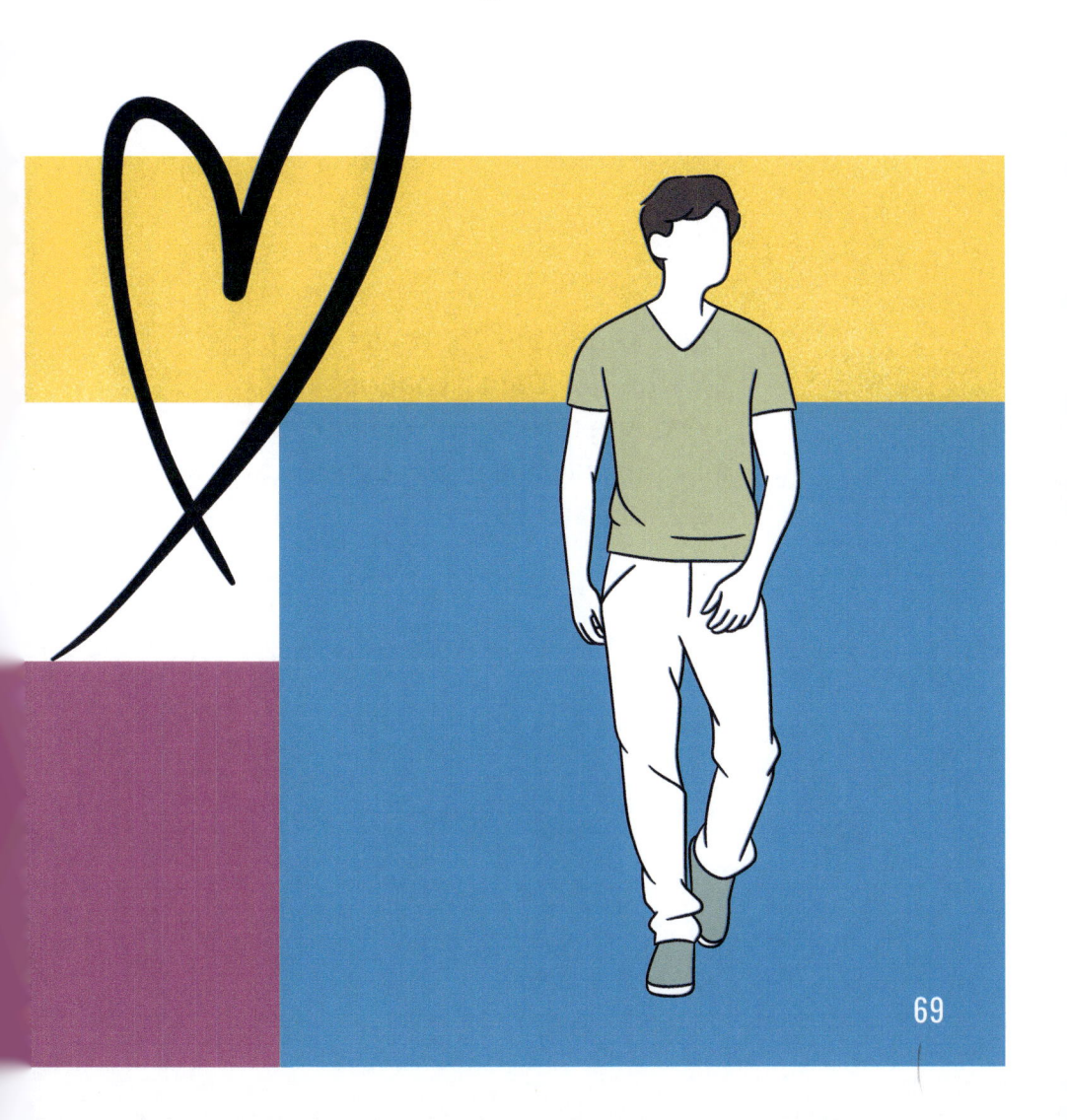

inspire

Dans l'équilibre, je trouve ma force intérieure, Dans chaque pas, je découvre une nouvelle allure, Sur le fil de la vie, je danse avec assurance.

Chapitre 3 : Promouvoir un Mode de Vie Actif et Équilibré.

Dans ce chapitre, nous allons découvrir ensemble des conseils pratiques et accessibles pour intégrer facilement l'activité physique dans notre quotidien, ainsi que des astuces pour faire des choix alimentaires sains et nourrissants.

Tout au long de notre exploration, nous mettrons l'accent sur l'importance de cultiver des moments de connexion et de convivialité avec nos proches, car adopter un mode de vie sain est aussi une aventure collective.

3.1 Importance de l'activité physique pour la santé et le bien-être.

Dans cette section, nous allons explorer un aspect fondamental de notre équilibre : l'impact crucial de l'activité physique sur notre santé et notre bien-être global. En scrutant de près cette relation symbiotique entre l'exercice et notre qualité de vie, nous mettrons en lumière les intrications profondes qui façonnent notre vitalité physique, mentale et émotionnelle.

- **Avantages de l'exercice régulier sur la santé physique, mentale et émotionnelle.**

Nous allons examiner en profondeur les aspects de la santé holistique, en soulignant les dimensions physiques, mentales et émotionnelles.

Nous analyserons attentivement les nombreux bienfaits de l'activité physique sur chaque aspect de notre bien-être global.

- **La santé physique :**
    - L'activité physique régulière est un bouclier protecteur pour notre cœur. Elle renforce notre système cardiovasculaire, réduisant ainsi le risque de maladies cardiaques.
    - En France, où environ 32% des décès sont attribués aux maladies cardiovasculaires selon l'INSERM, l'importance de bouger régulièrement pour la santé cardiaque est cruciale.
    - De plus, l'exercice régulier est un allié puissant dans la lutte contre l'obésité, un problème de santé majeur.
    - Selon les chiffres 2023 de l'ANSES, près de 51 % des français sont en surpoids dont 17% sont obèses, augmentant ainsi leur vulnérabilité face à de nombreuses maladies chroniques. Le surpoids est devenu une norme...Il est urgent d'agir pour la santé de tous.

- **La santé mentale et émotionnelle :**
    - L'exercice régulier est bénéfique pour notre bien-être mental, libérant des endorphines qui aident à combattre le stress, l'anxiété et la dépression.
    - En France, où environ 12% des adultes souffrent de dépression selon Santé publique France, l'activité physique peut être une ressource importante.
    - De plus, l'exercice améliore la circulation sanguine dans le cerveau, renforçant ainsi la concentration, la mémoire et la cognition.
    - Dans un pays où près de 9% des adultes déclarent avoir des troubles de la mémoire selon l'INSERM, l'activité physique peut jouer un rôle crucial dans la préservation de notre santé cognitive.

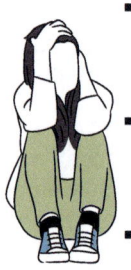

En comprenant ces liens entre l'activité physique et notre santé globale, nous apprécierons mieux l'importance de bouger régulièrement pour favoriser un bien-être holistique.

- **Recommandations pour un programme d'exercices adapté à chaque groupe d'âge et à chaque niveau de forme physique.**

En concevant des programmes d'exercices adaptés à chaque groupe d'âge et niveau de forme physique, nous pouvons promouvoir un mode de vie actif et sain tout au long de la vie, en tenant compte des besoins spécifiques et des capacités de chacun.

- **Pour les enfants et adolescents :**
    - Favorisez une variété d'activités ludiques comme le jeu libre, le vélo, la natation ou les sports d'équipe pour stimuler le développement moteur.
    - Les recommandations françaises préconisent au moins 60 minutes d'activité physique par jour pour leur croissance et leur développement.

- **Pour les adultes :**
    - Privilégiez un mix d'activités cardiovasculaires, de renforcement musculaire et de flexibilité, comme la marche rapide, la course à pied, la natation, la musculation ou le yoga.
    - Visez à pratiquer au moins 150 minutes d'activité physique modérée par semaine, réparties sur plusieurs jours, selon le PNNS (Programme National Nutrition Santé) en France.

- **Pour les personnes âgées :**

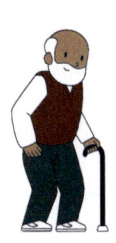

  - Priorisez les exercices de renforcement musculaire pour prévenir la perte de masse musculaire liée à l'âge, ainsi que les activités d'équilibre pour réduire le risque de chutes. La marche, le tai-chi et la gymnastique douce peuvent également être bénéfiques pour maintenir la mobilité et la flexibilité.
  - Selon l'INSERM, en France, les personnes âgées devraient viser à pratiquer au moins 150 minutes d'activité physique modérée par semaine, adaptées à leurs capacités et à leur état de santé.

3.2 Encouragement d'un mode de vie actif et équilibré.

Plongeons maintenant dans deux éléments essentiels pour enrichir notre vie active et équilibrée : d'abord, des stratégies pour réduire notre temps sédentaire et booster notre activité physique, ensuite, l'importance de varier nos activités pour garder notre motivation et notre engagement à long terme.

- **Stratégies pour réduire la sédentarité et augmenter le temps d'activité physique.**

En adoptant les stratégies ludiques et accessibles qui vont suivre, vous pouvez progressivement réduire votre temps de sédentarité et intégrer plus d'activité physique dans votre vie quotidienne, pour une santé et un bien-être améliorés.

- **Planifiez des pauses actives :**

Programmez des pauses régulières pour vous lever, vous étirer et bouger tout au long de la journée. Selon une étude de l'Observatoire de la Sédentarité en France, près de 60% des adultes français passent plus de 7 heures par jour assis. Intégrez des pauses actives, comme une courte marche ou des étirements, pour réduire les effets néfastes de la sédentarité sur votre santé.

Voici quelques exemples concrets pour vous aider :

- **Les pauses au travail :**

Profitez de votre pause déjeuner pour faire une courte promenade autour du pâté de maisons ou dans un parc à proximité. Vous pouvez également effectuer quelques étirements simples pendant votre pause-café, comme des rotations des épaules ou des étirements des bras.

- **Les pauses devant l'écran :**

Si vous êtes souvent devant un écran, que ce soit pour travailler ou pour vos loisirs à la maison, il est essentiel de prendre des pauses régulières pour préserver votre santé physique et mentale.

Programmez des rappels pour faire une pause toutes les heures. Pendant ces pauses, levez-vous de votre chaise, étirez-vous pour relâcher les tensions musculaires accumulées et marchez quelques minutes autour de la pièce.

Ces courtes interruptions permettent de réduire la fatigue oculaire, de prévenir les douleurs musculaires et articulaires liées à la position assise prolongée, et de raviver votre énergie et votre concentration pour être plus productif lors de vos sessions d'écran.

- **Les pauses télé :**

Les exercices que je vous propose sont simples et accessibles à tout âge, et ne nécessitent aucun matériel :

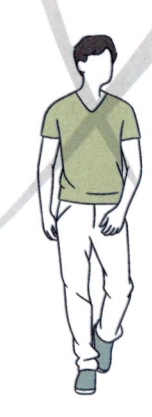

Marche :
- o Marchez sur place en levant légèrement les genoux pour intensifier.

Montées de genoux :
- o Alternez en levant les genoux aussi haut que possible.

Talon-fesses :
- o Amenez vos talons à toucher vos fesses à chaque pas.

Extensions des bras :
- o Faites des cercles avec vos bras pour améliorer la mobilité des épaules.

Mouvements de rotation du tronc :
- o Tournez lentement votre torse de gauche à droite.

Marche des fesses :
- o Asseyez-vous par terre et déplacez-vous en alternant les fesses d'avant en arrière.

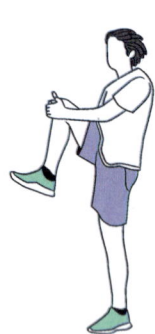

Le saviez-vous ?

La marche régulière offre une multitude d'avantages pour la santé :

1. **Santé cardiovasculaire** : En augmentant le rythme cardiaque, la marche renforce le cœur, réduit la pression artérielle et favorise une meilleure circulation sanguine, ce qui diminue le risque de maladies cardiovasculaires.

2. **Contrôle du poids** : La marche est un exercice efficace pour brûler des calories et maintenir un poids santé. En stimulant le métabolisme, elle contribue également à la gestion du poids.

3. **Renforcement musculaire** : Bien que moins intense que d'autres formes d'exercice, la marche sollicite de nombreux groupes musculaires, ce qui contribue à les renforcer et à les tonifier, notamment les muscles des jambes, des fesses et du dos.

4. **Santé mentale** : La marche est un excellent moyen de réduire le stress, l'anxiété et la dépression. Elle favorise la libération d'endorphines, des hormones du bonheur, et offre une opportunité de se détendre et de se ressourcer en plein air.

5. **Santé osseuse** : Les impacts légers de la marche stimulent la formation osseuse, aidant ainsi à prévenir l'ostéoporose et à maintenir la densité osseuse, surtout lorsque la marche est pratiquée régulièrement.

6. **Prévention des maladies chroniques** : Des études ont montré que la marche régulière réduit le risque de développer diverses maladies chroniques telles que le diabète de type 2, certains cancers et même la démence, en raison de ses effets bénéfiques sur la santé globale.

7. **Digestion** : La marche stimule le mouvement des intestins, favorisant ainsi une meilleure digestion et contribuant à prévenir les problèmes gastro-intestinaux tels que la constipation.

8. **Longévité** : En combinant tous ces avantages, il n'est pas surprenant que la marche soit associée à une augmentation de l'espérance de vie. Les personnes qui marchent régulièrement ont tendance à vivre plus longtemps et à rester en meilleure santé tout au long de leur vie.

En résumé, la marche est une activité simple mais puissante aux nombreux bienfaits pour la santé physique, mentale et émotionnelle. Intégrer la marche dans votre routine quotidienne peut avoir un impact significatif sur votre bien-être général à long terme.

- **Les pauses en famille :**

Impliquez toute la famille dans des activités physiques pendant les pauses. Organisez une séance de danse, une partie de cache-cache ou une promenade après le dîner.

En intégrant ces pauses actives tout au long de votre journée, vous stimulerez votre circulation sanguine, préviendrez les raideurs musculaires et augmenterez votre énergie, tout en prenant soin de votre santé physique et mentale. Alors, pourquoi ne pas commencer dès aujourd'hui ?

- **Trouvez des alternatives à la sédentarité :**
  - Identifiez les occasions de rester actif au lieu de rester assis.
  - Privilégiez les escaliers, le vélo ou la marche pour vos déplacements, ou optez pour un bureau debout.
  - En France, seulement 46% des adultes pratiquent une activité physique régulière, soulignant le besoin urgent de promouvoir des alternatives à la sédentarité selon une enquête de l'INPES (Institut national de prévention et d'éducation pour la santé).

- **Impliquez votre entourage :**

Encourager vos proches à participer à des activités physiques ensemble peut être à la fois amusant et bénéfique pour la santé de chacun.

Je vous donne quelques conseils simples à mettre en pratique :

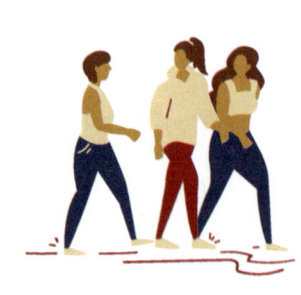

Organisez des séances d'entraînement en groupe adaptées à tous dans un parc, une salle de sport ou chez vous. Choisissez parmi des activités comme la marche rapide, le yoga ou l'aérobic. Par exemple, du yoga en plein air au lever du soleil ou du cardio dans votre jardin. Planifiez des randonnées familiales ou entre amis le week-end sur des sentiers adaptés à tous les niveaux. Profitez de la nature, de la convivialité et d'un pique-nique sain en chemin.

- Réunissez vos amis ou vos collègues pour des parties de sports amusantes. La participation à des activités sportives de groupe telles que le football, le volley-ball ou le frisbee offre un moyen efficace d'encourager l'activité physique régulière, ce qui est crucial pour maintenir une bonne santé physique et mentale.
    - Ces jeux favorisent le développement de compétences motrices, la coordination et la stratégie, tout en offrant un environnement social stimulant.
    - L'exercice en groupe libère des endorphines, favorisant le bien-être et réduisant le stress. De plus, il renforce les liens sociaux, aidant à prévenir l'isolement.
    - En réservant un terrain dans un parc ou en utilisant un espace ouvert, vous créez une opportunité abordable pour l'exercice.
    - L'exposition au soleil favorise la production de vitamine D, essentielle à la santé osseuse et immunitaire. Pour maximiser les bienfaits, restez hydraté avec des collations saines et de l'eau.
    - Encourager les autres à participer crée une dynamique positive et renforce la cohésion sociale, bénéfique pour la santé et le bien-être.
    - En France, où le sport est culturellement important, ces activités combattent la sédentarité tout en renforçant les liens sociaux.
    - Lancer une invitation à une aventure active et enrichissante est une façon idéale de promouvoir la santé publique et de valoriser les traditions sportives nationales.

- **Promotion de la variété des activités pour maintenir la motivation et l'engagement à long terme.**

La promotion de la variété des activités est essentielle pour maintenir la motivation et l'engagement à long terme dans un mode de vie actif.

Voici quelques explications simples et des exemples concrets pour illustrer ce point :

   - **Pourquoi la variété est-elle importante ?**

La variété des activités physiques permet de solliciter différents groupes musculaires, de prévenir l'ennui et de stimuler l'intérêt à long terme. En France, selon une enquête de l'Institut national de prévention et d'éducation pour la santé (INPES), environ 44% des adultes ne pratiquent pas d'activité physique régulière, souvent en raison du manque de variété dans leurs routines d'exercice.

   - **Exemples d'activités variées :**
     - **La natation** : Excellente pour travailler l'ensemble du corps, la natation peut être pratiquée dans une piscine, en mer ou en lac.
     - **La danse** : Que ce soit la salsa, le hip-hop ou la danse classique, la danse est une façon amusante de rester actif tout en améliorant la coordination et la flexibilité.
     - **Le vélo** : Que ce soit sur route, en montagne ou en ville, le vélo offre une variété d'options pour explorer de nouveaux environnements tout en faisant de l'exercice.
     - **Les sports d'équipe** : Le football, le basketball, le handball, et d'autres sports d'équipe offrent non seulement une activité physique, mais aussi des opportunités sociales et de camaraderie.

   - **Planification d'un programme varié :**

Maintenir la motivation nécessite un programme d'activité physique varié sur une semaine ou un mois. Par exemple, natation le lundi, danse le mercredi, vélo le vendredi et match de football le dimanche.

Cette variété évite la monotonie et stimule l'intérêt.

Intégrer différentes activités dans votre programme d'exercice maximise les bienfaits pour votre santé physique et mentale.

Explorez de nouvelles activités pour trouver celles qui vous plaisent le plus !

L'ALIMENTATION AU COEUR DE VOTRE SANTÉ

LE GUIDE DE L'ALIMENTATION BIEN ÊTRE POUR TOUTE LA FAMILLE©

CHAPITRE 4 :

SURMONTER LES OBSTACLES ET MAINTENIR LES PROGRÈS.

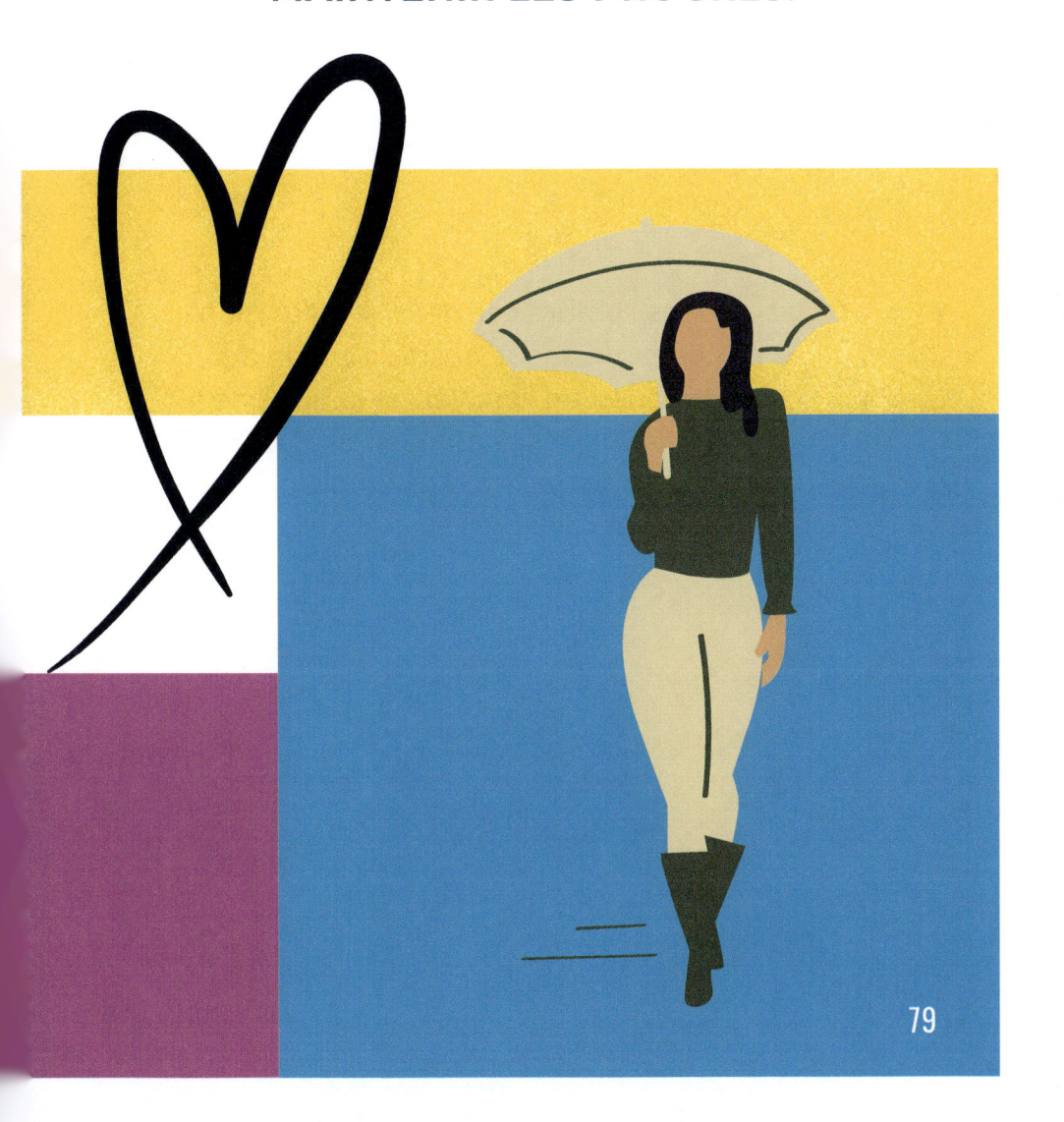

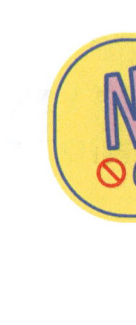

Dans l'ombre des défis, je trace mon chemin, Chaque obstacle est un défi, mais aussi un lien, Vers la lumière de la victoire, je vais, sûr de mon destin.

Chapitre 4 : Surmonter les Obstacles et Maintenir les Progrès

Dans ce chapitre, nous allons aborder la résolution des défis et la préservation des progrès dans notre quête vers une vie plus saine.

Vous découvrirez ici des astuces pratiques et inspirantes pour surmonter les obstacles tout en poursuivant votre chemin vers le bien-être.

4.1 Identifier et surmonter les obstacles à une alimentation saine.

Dans cette partie de l'ebook nous allons mettre en lumière l'importance d'identifier et de surmonter les obstacles qui peuvent entraver une alimentation saine.

Face aux défis courants, tels que le manque de temps et les contraintes financières, je vous proposerai des stratégies pratiques pour les surmonter et ainsi favoriser des choix alimentaires équilibrés et nourrissants.

- **Solutions aux défis tels que le manque de temps, les contraintes financières, etc.**

En adoptant les solutions pratiques et accessibles qui vont suivre, vous pouvez continuer à progresser vers un mode de vie plus sain et équilibré, même avec un emploi du temps chargé ou un budget limité.

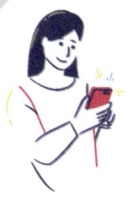

  o **Manque de temps :**
    - Planifiez à l'avance : consacrez un moment chaque semaine pour planifier vos repas et vos séances d'exercice.
    - En utilisant des outils tels que les applications de planification de repas et de gestion du temps, vous pouvez optimiser votre emploi du temps et vous assurer de trouver des moments pour prendre soin de vous.

Voici quelques applications gratuites pour planifier vos repas et votre activité physique :

MyFitnessPal : Suivi populaire de l'alimentation et de l'activité physique, avec une vaste base de données d'aliments.

Nike Training Club : Variété d'entraînements guidés pour tous niveaux, avec des programmes d'experts.

Mealime : Planification de repas avec recettes personnalisées et listes d'achats en fonction de vos préférences.

◦ **Contraintes financières :**

Selon une étude de l'INSEE, en France, près de 14% de la population vit sous le seuil de pauvreté, ce qui souligne l'importance de trouver des solutions économiques pour maintenir une alimentation saine.

- **Optez pour des activités gratuites ou à faible coût :**
    - Explorez des options d'exercice gratuites ou peu coûteuses : marche, jogging dans un parc, yoga en ligne avec des tutoriels gratuits, ou utilisation d'équipements simples à la maison comme des haltères ou un tapis de yoga.
    - De nombreux parcs et espaces publics offrent également des installations gratuites pour l'entraînement en plein air, comme des pistes de course ou des équipements de fitness.
    - En France, où le coût de la vie peut être élevé, ces alternatives abordables sont particulièrement attrayantes.

- **Faites preuve de créativité dans votre alimentation :**
    - Optez pour des aliments de base abordables et polyvalents comme les légumineuses (lentilles, pois chiches, haricots), les céréales complètes (riz brun, quinoa, avoine) et les légumes de saison (carottes, courgettes, tomates).
    - Avec ces ingrédients, préparez une variété de repas délicieux et nutritifs, comme des bols de céréales complètes avec des légumes grillés, des salades de lentilles et des soupes aux légumes riches en saveurs.
    - Utilisez des épices et des herbes aromatiques pour ajouter de la variété et de la saveur sans dépenser une fortune.

- **Planifiez des repas simples mais nutritifs en utilisant des techniques de cuisson économiques :**
    - Préparez un grand lot de chili végétarien ou de soupe aux légumes le dimanche, puis congelez les portions individuelles pour les repas de la semaine.
    - Vous pouvez également cuire une grande quantité de riz complet ou de quinoa et l'utiliser tout au long de la semaine pour accompagner différents plats.
    - En planifiant vos repas à l'avance et en cuisinant en lot, vous économiserez du temps et de l'argent tout en vous assurant de manger des repas équilibrés et nutritifs chaque jour.

- **Conseils pour faire face au stress et aux émotions sans recourir à la nourriture.**

Il est normal de chercher du réconfort émotionnel à travers la nourriture, surtout lors de moments difficiles tels que le stress, la tristesse ou l'anxiété.

Cette association remonte à nos instincts les plus primitifs, où la nourriture était souvent liée à la survie et au réconfort.

Cependant, il est essentiel de reconnaître que cette habitude peut parfois devenir problématique si elle est utilisée de manière excessive ou compulsive, entraînant des habitudes alimentaires déséquilibrées et des problèmes de santé à long terme.

Pour faire face à ces défis, il est important d'explorer des stratégies alternatives pour gérer nos émotions de manière saine et constructive.

La respiration profonde, la méditation et la pleine conscience sont des techniques de régulation émotionnelle qui développent notre conscience émotionnelle.

Je vous propose un exercice simple de respiration profonde à pratiquer quotidiennement :

1. Asseyez-vous confortablement avec le dos droit et les pieds à plat sur le sol.
2. Placez une main sur votre ventre, juste en dessous de vos côtes.
3. Fermez les yeux et inspirez profondément par le nez, en gonflant votre ventre.
4. Retenez votre respiration pendant quelques instants.
5. Expirez lentement par la bouche, en vidant complètement vos poumons.
6. Répétez pendant quelques minutes, en vous concentrant sur votre respiration lente et régulière.

Cet exercice de respiration abdominale aide à calmer l'esprit et à réduire le stress.

En cultivant un soutien social et émotionnel, nous pouvons traverser les moments difficiles de manière plus saine. En intégrant ces stratégies dans notre vie quotidienne, nous développons des mécanismes adaptatifs pour préserver notre bien-être physique et émotionnel à long terme.

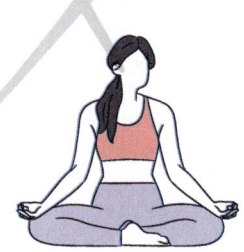

4.2 Prévention des troubles alimentaires et promotion de l'estime de soi.

Abordons maintenant la prévention des troubles alimentaires et la promotion de l'estime de soi, des aspects cruciaux de notre bien-être.

Dans notre société où les normes de beauté peuvent être irréalistes et où les pressions sociales sont omniprésentes, **il est vital d'adopter une approche bienveillante envers notre corps et notre esprit.**

- **Cultivez une relation saine avec la nourriture :**

Une **compréhension profonde de nos besoins nutritionnels est essentielle.** Apprenons à écouter les signaux de notre corps et à y répondre de manière attentive et respectueuse. **Évitons les régimes restrictifs et les comportements alimentaires extrêmes, et privilégions une alimentation équilibrée et variée.**

En France, selon une étude de l'Institut national de la santé et de la recherche médicale (INSERM), près de 3% de la population adulte est affectée par des troubles du comportement alimentaire.

Parmi ces troubles, on retrouve des symptômes spécifiques :

- **L'anorexie :** Restriction excessive de l'alimentation, peur intense de prendre du poids, perception déformée de son propre corps.
- **La boulimie :** Épisodes récurrents de compulsions alimentaires suivis de comportements compensatoires tels que les vomissements ou l'abus de laxatifs.
- **L'hyperphagie** : Consommation excessive de nourriture sans comportements compensatoires.
- **L'orthorexie** : Obsession pour la nourriture saine et la qualité nutritionnelle, pouvant entraîner des restrictions alimentaires excessives.
- **La bigorexie** : Obsession pour la musculation et la recherche d'une masse musculaire excessive, souvent associée à des régimes alimentaires stricts et à une surutilisation de compléments alimentaires.

Dans une société où la pression sur l'apparence est forte, promouvoir l'acceptation de soi et la diversité corporelle est essentiel.

Pratiquons la gratitude envers notre corps, focalisons-nous sur ses capacités plutôt que sur son apparence.

En diffusant ces messages et en les intégrant dans nos vies, nous contribuons à un environnement plus bienveillant pour tous. Cultivons une relation positive avec la nourriture et renforçons l'estime de soi pour tous.

J'ai le plaisir de vous offrir cette liste inspirante pour célébrer votre corps et toutes les merveilles qu'il accomplit chaque jour !

Rappelez-vous la magie de chaque instant où votre corps vous permet de :

- **Émerger** chaque matin, prêt à embrasser les défis du jour.
- **Partir** à la découverte du monde qui vous entoure, avec une curiosité sans limite.
- **Respirer** profondément, rechargeant votre énergie et votre vitalité à chaque inspiration.
- **Utiliser** vos sens pour saisir la beauté et la richesse de chaque expérience.
- **Nourrir** votre corps avec amour et bienveillance, lui offrant les nutriments nécessaires à son épanouissement.
- **Exprimer** vos émotions avec authenticité, partageant vos joies et vos peines avec ceux qui vous entourent.
- **Grandir, évoluer et créer**, laissant libre cours à votre imagination et à votre créativité.
- **Accomplir** des tâches avec grâce et détermination, contribuant ainsi à rendre ce monde meilleur.
- **Ressentir** chaque instant avec intensité, savourant pleinement les sensations et les émotions qu'il vous offre.
- **Prendre le temps** de vous reposer, de vous régénérer et de vous ressourcer, honorant ainsi votre corps et votre esprit.
- **Aimer et être aimé**, créant des liens précieux et des souvenirs inoubliables.
- **Prendre soin** de vous-même et des autres, cultivant ainsi un sentiment profond de bienveillance et d'entraide.
- **Explorer** de nouveaux horizons, découvrir de nouvelles passions et rêver de nouveaux possibles.
- **Réfléchir** avec clarté, prendre des décisions éclairées et embrasser les changements avec confiance.
- **Se connecter** avec la nature, se laisser bercer par sa beauté et sa sagesse intemporelle.
- **Vivre** chaque instant avec gratitude, appréciant la richesse et la diversité de l'expérience humaine.

Votre corps est votre allié le plus précieux dans ce voyage qu'est la vie. Célébrons-le et honorons-le à chaque instant !"

Test : Comment je me perçois, comment je m'estime ?

Instructions :
Répondez à chaque question en choisissant la réponse qui vous correspond le mieux. Soyez honnête avec vous-même et répondez instinctivement.

1. **Comment vous décririez-vous en général ?**
   - A. Je suis fier(e) de moi et de mes réalisations.
   - B. J'ai parfois des doutes sur mes capacités et mon apparence.
   - C. Je suis souvent dur(e) avec moi-même et je me critique beaucoup.
2. **Comment vous sentez-vous par rapport à votre apparence physique ?**
   - A. Je suis à l'aise avec mon apparence et je l'accepte telle qu'elle est.
   - B. Je suis parfois préoccupé(e) par mon apparence et j'aimerais changer certains aspects.
   - C. Je suis très critique envers mon apparence et je me sens souvent mal dans ma peau.
3. **Comment vous réagissez-vous face à des erreurs ou des échecs ?**
   - A. Je prends les erreurs comme des opportunités d'apprentissage et je me relève rapidement.
   - B. J'ai parfois du mal à accepter mes erreurs, mais je fais de mon mieux pour apprendre et grandir.
   - C. Je suis très dur(e) avec moi-même en cas d'échec et je me blâme souvent.
4. **Comment vous voyez-vous par rapport aux autres ?**
   - A. Je me sens à l'aise avec moi-même et je n'ai pas besoin de me comparer aux autres.
   - B. Il m'arrive parfois de me comparer aux autres, mais je me rappelle que chacun a son propre parcours.
   - C. Je me compare fréquemment aux autres et j'ai souvent l'impression de ne pas être à la hauteur.
5. **Comment vous gérez-vous les compliments que vous recevez ?**
   - A. Je les accepte avec gratitude et je crois en leur sincérité.
   - B. Je suis parfois mal à l'aise avec les compliments, mais j'apprends à les recevoir positivement.
   - C. Je minimise souvent les compliments et j'ai du mal à croire qu'ils sont sincères.

Interprétation :

- *Majorité de réponses A* : Vous avez une perception positive de vous-même et une bonne estime personnelle. Continuez à cultiver cette confiance en vous !
- *Majorité de réponses B* : Vous avez une perception mitigée de vous-même, avec des hauts et des bas. Travaillez sur l'acceptation de soi et la valorisation de vos qualités.
- *Majorité de réponses C* : Vous avez une perception négative de vous-même et une estime personnelle faible. Il est important de travailler sur l'amour-propre et l'auto-compassion pour améliorer votre bien-être émotionnel.

- **Favorisez un environnement positif :**

Favoriser un environnement positif est essentiel, surtout en France où la prévalence croissante de l'obésité chez les enfants et les adolescents nécessite une réponse collective.

Je vous offre mes conseils pour établir un environnement empreint de bienveillance et de soutien :

- À la maison :
  - **Complimentez** les membres de votre famille pour leurs qualités intérieures plutôt que pour leur apparence physique. Cela renforce une perception positive de soi basée sur des attributs non liés à l'apparence.
  - **Encouragez** des discussions ouvertes sur la santé et le bien-être, en mettant l'accent sur l'importance de la diversité corporelle et de l'estime de soi.
- À l'école :
  - **Soutenez** les programmes qui promeuvent l'inclusion et la diversité, encourageant ainsi les élèves à être gentils les uns envers les autres, indépendamment de leur apparence. Cela crée un environnement où chacun se sent accepté et valorisé.
  - **Intégrez** des activités axées sur l'estime de soi et le respect de soi dans le curriculum, offrant aux élèves des outils pour développer une image corporelle positive.
- Dans la société en général :
  - **Encouragez** les initiatives qui luttent contre la stigmatisation liée au poids et à l'apparence, telles que les campagnes de sensibilisation sur l'acceptation de soi et la diversité corporelle. Cela contribue à créer une culture où chacun est respecté et célébré pour sa diversité.
  - **Impliquez-vous** dans des organisations communautaires ou des groupes de soutien qui promeuvent une image corporelle positive et la santé mentale.

En créant un **environnement positif et inclusif**, nous pouvons tous jouer un rôle important dans la promotion de l'estime de soi et du bien-être chez les autres.

Cela nécessite **un engagement continu à travers des actions concrètes dans nos foyers, nos écoles et notre société dans son ensemble.**

- **Signes précurseurs des troubles alimentaires et interventions précoces.**

En France, où ces préoccupations sont de plus en plus répandues, il est essentiel d'être attentif.ve aux signaux d'alerte et d'agir rapidement pour offrir un soutien adéquat.

- Changements dans les habitudes alimentaires

    - **Régimes extrêmes, restrictions caloriques sévères, évictions alimentaires drastiques** : Ces comportements indiquent souvent un rapport problématique avec la nourriture, potentiellement lié à des troubles alimentaires tels que l'anorexie ou la boulimie.

- **Préoccupation excessive à l'égard de l'alimentation et du poids.**

    - **Fixation obsessionnelle sur la nourriture, les calories, le poids corporel** : Une obsession constante et envahissante à l'égard de ces éléments peut signaler une préoccupation excessive et malsaine.
    - **Standards perfectionnistes, insatisfaction constante** : Des attentes irréalistes concernant l'apparence physique et le poids, associées à une insatisfaction chronique, peuvent être des indicateurs précoces de troubles alimentaires.
    - **Sensibilité accrue chez les jeunes en raison des pressions sociales** : Les jeunes, en particulier, sont souvent soumis à des normes de beauté irréalistes et à des pressions sociales intenses, ce qui peut amplifier les préoccupations liées à l'alimentation et au poids.

- **Fluctuations de poids importantes**

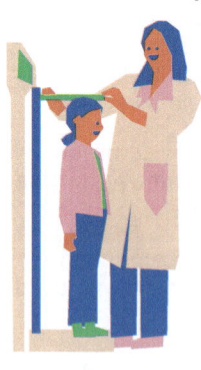

    - Variations de poids sans justification médicale : Consultez un professionnel pour des fluctuations inexpliquées.
    - Symptômes de malnutrition : Fatigue, perte de cheveux, ongles cassants peuvent indiquer un problème alimentaire.
    - Déshydratation : Perte de poids rapide ? Risque de complications graves. Consultez immédiatement.

En France, quand on se sent perdu face à des troubles du comportement alimentaire (TCA), il est réconfortant de savoir qu'il existe plusieurs associations prêtes à apporter du soutien, tant pour nous que pour nos proches.

Si jamais vous vous trouvez dans cette situation ou si vous voyez quelqu'un qui montre des signes de TCA, je vous conseille vivement de vous tourner vers l'une de ces associations (liste non exhaustive) :

1. Association Française pour la Prévention des Troubles du Comportement Alimentaire (AFDAS-TCA)
- *Mission : Sensibiliser, informer et prévenir les troubles du comportement alimentaire en France.*
- *Site internet :* **https://www.ffab.fr/**

2. GROS (Groupe de Réflexion sur l'Obésité et le Surpoids)
- *Mission : Promouvoir une approche non-stigmatisante et non-discriminatoire de l'obésité et du surpoids, basée sur la santé et le bien-être.*
- *Site internet :* **https://www.gros.org/**

3. Fédération Nationale des Associations liées aux Troubles des Conduites Alimentaires (FNA-TCA)
- *Mission : Apporter soutien et informations aux personnes touchées par les troubles des conduites alimentaires, ainsi qu'organiser des événements pour favoriser l'échange et la compréhension de ces troubles.*
- *Site internet :* **https://www.fna-tca.org/**

Ces associations jouent un rôle crucial dans la sensibilisation, l'éducation et le soutien des personnes touchées par les TCA, offrant des ressources précieuses aux professionnels de santé et aux chercheurs dans ce domaine.

Elles proposent divers types de soutien, comme des groupes de parole, des consultations individuelles et des ateliers thérapeutiques, dispensés par des professionnels spécialisés. De plus, elles peuvent orienter vers des services de santé mentale adaptés.

Ces associations sont là pour vous accompagner avec chaleur et compassion. N'hésitez pas à les contacter pour obtenir un soutien adapté à vos besoins ou à ceux d'un proche confronté aux TCA. Ils sont là pour vous aider à traverser cette période difficile et vous offrir le soutien dont vous avez besoin.

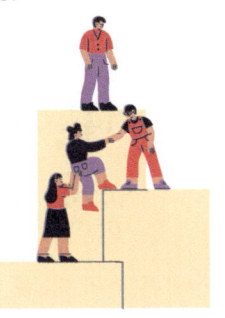

Explorons maintenant l'importance de favoriser une perception positive de notre corps ainsi que des comportements alimentaires sains à tout âge.

En France, où les normes de beauté peuvent exercer une forte pression sur les individus, il est crucial d'**adopter une approche bienveillante** envers notre corps et notre rapport à l'alimentation.

Pour illustrer cette importance, voici quelques conseils et exemples concrets :

- **Promouvoir une image corporelle positive :**
    - **Encourageons** la diversité corporelle en célébrant toutes les formes, tailles et apparences, reconnaissant que la beauté est multiple.
    - **Favorisons** des représentations corporelles positives et inclusives dans les médias, la publicité et la culture populaire, soutenant ainsi des initiatives telles que "Body Neutral" pour une perception plus réaliste et positive de l'image corporelle.

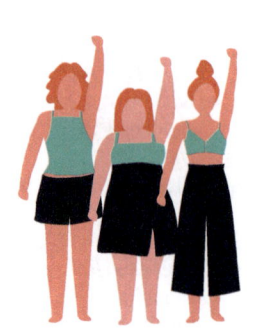

- **Déconstruire les normes de beauté irréalistes :**
    - **Sensibilisons** aux effets néfastes des normes de beauté irréalistes et des retouches excessives dans les médias.
    - **Prônons** une vision authentique et réaliste de la beauté, axée sur la confiance en soi et le bien-être plutôt que sur des normes extérieures.
    - Exemple : Des initiatives comme la "Journée sans Photoshop" soulignent les altérations d'images dans les médias et favorisent une représentation authentique des corps, contribuant ainsi à une perception plus vraie de la beauté.

En adoptant ces approches, nous pouvons contribuer à créer un environnement où chacun se sent valorisé et accepté, indépendamment de son apparence physique, et où le bien-être et l'estime de soi sont encouragés.

- **Promouvoir des comportements alimentaires sains**

L'éducation nutritionnelle est essentielle pour promouvoir des comportements alimentaires sains. En fournissant des informations précises sur les groupes alimentaires, les nutriments et les portions recommandées, elle permet aux individus de prendre des décisions éclairées concernant leur alimentation. Cette autonomisation peut se réaliser à travers divers moyens, tels que des ateliers éducatifs, des consultations individuelles avec des professionnels de la santé, des programmes communautaires et des ressources en ligne accessibles à tous.

- Par l'éducation nutritionnelle.
    - Promouvoir des comportements alimentaires sains par l'éducation nutritionnelle, à travers des initiatives comme "Manger Bouger", est crucial. Sensibilisant aux principes d'une alimentation équilibrée et de l'activité physique, cette campagne encourage des choix alimentaires judicieux et une meilleure santé.
    https://www.mangerbouger.fr/
    - Grâce à des outils tels que des ateliers, des consultations et des ressources en ligne, elle autonomise les individus pour des décisions éclairées sur leur alimentation et leur bien-être.

- Cultiver une relation saine avec la nourriture
    - Cette approche intuitive, en écoutant les signaux de faim et de satiété du corps plutôt que de suivre des règles strictes, nécessite un travail sur la conscience de soi et la gestion des émotions.
    - Des séances de groupe peuvent être organisées pour explorer les sensations physiques et émotionnelles liées aux aliments, offrant un espace pour discuter des expériences alimentaires et reconnaître les signaux internes du corps.
    - Promouvoir une attitude non culpabilisante envers la nourriture est essentiel, tout comme encourager la gratitude pour les repas et le partage de moments conviviaux autour de la table.

Favoriser une image corporelle positive est essentiel pour le bien-être global. Cette approche holistique valorise la diversité des formes corporelles et favorise l'estime de soi, la confiance en son corps, et une relation saine avec la nourriture et l'activité physique. En encourageant une société plus inclusive et bienveillante, elle contribue à un bien-être physique, mental et émotionnel plus épanouissant pour tous.

NOTES

L'ALIMENTATION AU COEUR DE VOTRE SANTÉ

LE GUIDE DE L'ALIMENTATION BIEN ÊTRE POUR TOUTE LA FAMILLE"©

CHAPITRE 5 :

BONUS ET RESSOURCES SUPPLÉMENTAIRES.

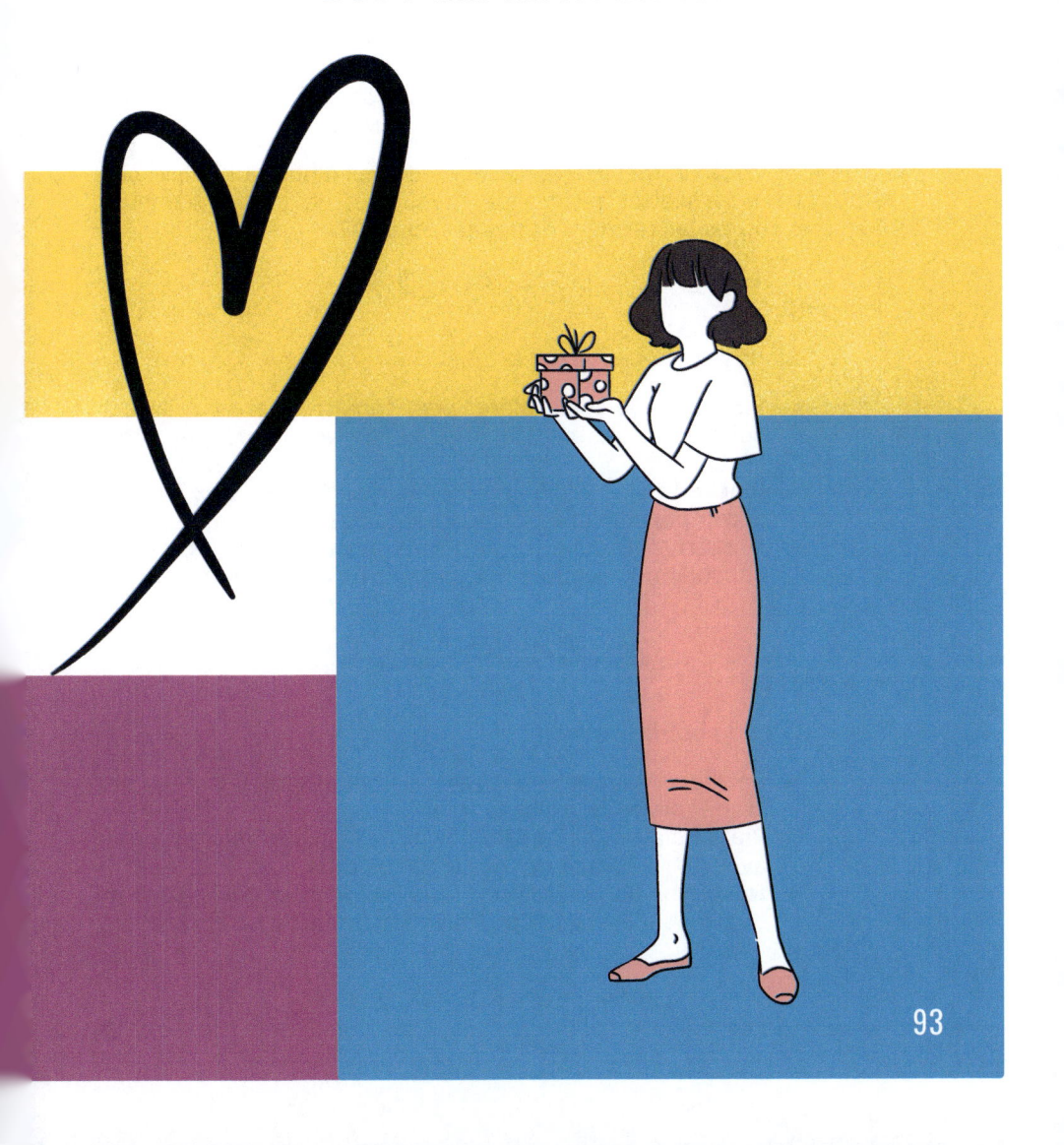

Chapitre 5 : Bonus et Ressources Supplémentaires

Entamons maintenant un chapitre enrichissant et plein de ressources pour accompagner votre parcours vers une alimentation saine et équilibrée.

Dans ce chapitre, nous explorerons différents bonus et ressources supplémentaires qui vous aideront à approfondir vos connaissances, à trouver de l'inspiration et à maintenir votre motivation.

Prêts à découvrir ce que je vous ai réservé ?

5.1 Recettes supplémentaires et suggestions de menus

Bienvenue dans ma collection de recettes et de suggestions de menus sains et délicieux que j'ai conçue pour ravir vos papilles tout en prenant soin de votre santé.

Préparez-vous à découvrir une variété d'options alléchantes mettant en valeur la diversité des aliments frais et naturels.

Et comme tout est meilleur avec une touche d'humour, voici cinq menus et leurs recettes pleines de saveurs et de bonne humeur : **Découvrez toutes les recettes des pages 99 à 107 !**

- Menu 1
  - Salade Arc-en-ciel surprise :
    - **Entrée** : Salade colorée de tomates cerises, avocat, concombre et maïs, arrosée d'une vinaigrette au citron vert.
    - **Plat** : Poulet grillé mariné au yogourt et aux herbes, accompagné d'une poêlée de légumes de saison.
    - **Dessert** : Brochette de fruits frais trempés dans du chocolat noir fondu, pour une touche de douceur exquise.

- Menu 2
  - Wrap de bonne humeur :
    - **Entrée** : Wrap de laitue garni de poulet grillé, de légumes croquants et de fromage frais.
    - **Plat** : Poissons en papillote avec des herbes fraîches, servis avec du riz complet et des légumes rôtis.
    - **Dessert** : Sorbet maison à la mangue, accompagné de quartiers d'orange et de feuilles de menthe fraîche.

- **Menu 3**

  - **Pâtes Power-Up :**
    - **Entrée** : Bruschettas aux tomates et à la mozzarella, garnies de basilic frais et d'un filet d'huile d'olive.
    - **Plat** : Spaghettis de courgette à la sauce tomate maison, parsemés de parmesan râpé et de basilic ciselé.
    - **Dessert** : Yaourt grec nature avec des fruits rouges frais et un filet de miel, pour une touche sucrée et rafraîchissante.

- **Menu 4**

  - **Burger Bonne Mine :**
    - **Entrée** : Soupe de légumes maison, accompagnée de croûtons dorés et de persil haché.
    - **Plat** : Burger végétarien à base de lentilles et de quinoa, garni de guacamole maison et de tranches de tomate.
    - **Dessert** : Mousse au chocolat noir légère, agrémentée de zestes d'orange et de quelques noisettes concassées pour la texture.

- **Menu 5**

  - **Plateau de Régalades :**
    - **Entrée** : Plateau de crudités avec trempette au yaourt et aux herbes fraîches.
    - **Plat** : Filet de saumon grillé au citron et à l'aneth, accompagné de quinoa aux légumes croquants.
    - **Dessert** : Salade de fruits exotiques avec une touche de jus de citron vert et de feuilles de menthe, pour une fin de repas rafraîchissante et légère.

Impressionnez votre famille avec des plats délicieux qui feront danser leurs papilles et illumineront leurs visages de sourires !

Les recettes tant attendues sont juste là, prêtes à être découvertes. Imaginez-vous savourant ces délices sains et joyeux, avec vos casseroles applaudissant en arrière-plan de bonheur !

Ces recettes, pleines d'humour et de créativité, transforment vos repas en véritables fêtes culinaires où la bonne humeur règne. Alors, enfilez votre tablier, saisissez votre spatule, et plongez dans cette aventure gastronomique avec le sourire !

Let's cook, let's laugh, let's enjoy!"

NOTES

RECETTES

DES MENUS BONUS

JE NOTE LE MENU N° 1 SUR 4 CRITERES

1. LA QUALITÉ DES PLATS_____/1

MES OBSERVATIONS :
_____
_____
_____
_____

2. L'ÉQUILIBRE NUTRITIONNEL_____/1

MES OBSERVATIONS :
_____
_____
_____
_____

3. LA COHÉRENCE ET L'HARMONIE DES PLATS ENTRE EUX_____/1

MES OBSERVATIONS :
_____
_____
_____
_____

4. LA FACILITÉ DE PRÉPARATION OU D'ACCÈS AUX INGRÉDIENTS_____/1

MES OBSERVATIONS :
_____
_____
_____
_____

Je vous laisse découvrir les délicieux menus complets, que j'ai personnellement élaborés et testés pour régaler vos convives avec fraîcheur et saveur !

QUANTITES POUR 4 PERSONNES

- **Menu n° 1 Salade Arc-en-ciel surprise**

Entrée : Salade colorée

Ingrédients :
- 300 gr de tomates cerises
- 2 avocats
- 1 petit concombre
- 1 tasse de maïs en conserve bien rincé
- Vinaigrette au citron vert (jus de 2 citrons verts, 4 CS d'huile d'olive, sel, poivre)

Préparation :
- Coupez les tomates, les avocats et le concombre en dés. Mélangez-les avec le maïs dans un grand bol. Assaisonnez avec la vinaigrette au citron vert et mélangez délicatement.

Plat : Poulet grillé mariné

Ingrédients :
- 4 blancs de poulet
- 1 yaourt nature de brebis, chèvre ou végétal
- Herbes fraîches (basilic, coriandre, persil)
- Sel, poivre

Préparation :
- Mélangez le yaourt avec les herbes hachées, le sel et le poivre. Marinez les blancs de poulet dans ce mélange pendant au moins 30 minutes. Faites griller le poulet jusqu'à ce qu'il soit bien cuit.

Dessert : Brochette de fruits frais

Ingrédients :
- 800 gr de fruits frais au choix (fraises, ananas, kiwi, etc.)
- 150 gr de chocolat noir fondu 70% de cacao minimum

Préparation :
- Coupez les fruits en morceaux et enfiler sur des brochettes. Faites fondre le chocolat noir au bain-marie. Trempez les brochettes de fruits dans le chocolat fondu. Laissez refroidir avant de servir.

JE NOTE LE MENU N° 2 SUR 4 CRITERES

1. LA QUALITÉ DES PLATS _____/1

MES OBSERVATIONS :
_____
_____
_____
_____

2. L'ÉQUILIBRE NUTRITIONNEL _____/1

MES OBSERVATIONS :
_____
_____
_____
_____

3. LA COHÉRENCE ET L'HARMONIE DES PLATS ENTRE EUX _____/1

MES OBSERVATIONS :
_____
_____
_____
_____

4. LA FACILITÉ DE PRÉPARATION OU D'ACCÈS AUX INGRÉDIENTS _____/1

MES OBSERVATIONS :
_____
_____
_____
_____

- **Menu n° 2 Wrap de bonne humeur**

Entrée : Wrap de poulet grillé

Ingrédients :
- 4 tortillas de blé ou de maïs entier
- 400 gr de poulet grillé en tranches
- 100 gr environ de laitue ou de mâche
- 3 à 4 tomates
- 1 poivron rouge et 1 poivron jaune
- 150 gr de fromage frais ou de fromage de cajou

Préparation :
- Disposez les ingrédients sur les tortillas et enroulez-les fermement.

Plat : Poissons en papillote

Ingrédients :
- 4 beaux filets de poisson blanc
- Herbes fraîches (aneth, persil)
- 1 citron bio
- 800 gr de légumes de saison (courgettes, carottes, poivrons)

Préparation :
- Assaisonnez les filets de poisson avec des herbes fraîches et du citron. Enveloppez-les dans du papier aluminium avec les légumes coupés en julienne et faites cuire au four.

Dessert : Sorbet à la mangue

Ingrédients :
- 800 à 1 kg de mangues surgelée ou fraiche
- Jus de citron bio
- 50 gr de sucre complet ou de coco (facultatif)

Préparation :
- Mixez les mangues avec du jus de citron. Ajoutez du sucre selon votre goût. Versez le mélange dans un bac à glaçons et placez au congélateur jusqu'à ce qu'il soit pris.

JE NOTE LE MENU N° 3 SUR 4 CRITERES

1. LA QUALITÉ DES PLATS _____ /1

MES OBSERVATIONS :

----

2. L'ÉQUILIBRE NUTRITIONNEL _____ /1

MES OBSERVATIONS :

----

3. LA COHÉRENCE ET L'HARMONIE DES PLATS ENTRE EUX _____ /1

MES OBSERVATIONS :

----

4. LA FACILITÉ DE PRÉPARATION OU D'ACCÈS AUX INGRÉDIENTS _____ /1

MES OBSERVATIONS :

- **Menu n° 3 Pâtes Power-Up**

Entrée : Bruschettas aux tomates et à la mozzarella

Ingrédients :
- 300 gr de pain baguette tradition au levain
- 3 à 4 tomates fraîches
- 250 gr de mozzarella de bufflone
- 30 gr de basilic frais haché
- 4 à 6 CS d'huile d'olive extra vierge
- Sel, poivre : selon les goûts

Préparation :
- Coupez la baguette en tranches et faites-les griller légèrement.
- Coupez les tomates et la mozzarella en tranches.
- Disposez les tomates et la mozzarella sur les tranches de pain grillé.
- Saupoudrez de basilic, arrosez d'un filet d'huile d'olive, sel et poivre

Plat : Spaghettis de courgette à la sauce tomate

Ingrédients :
- 4 à 5 courgettes
- 500 gr de spaghettis complets ou semi-complets
- 400 à 500 gr de tomates pelées
- 1 oignon, 3 gousses d'ail, 30 gr de basilic frais
- 150 gr de parmesan râpé
- Sel, poivre

Préparation :
- Spiralisez les courgettes.
- Faites revenir oignon, ail dans l'huile.
- Ajoutez tomates, laissez mijoter.
- Faites cuire les spaghettis de courgette à la vapeur.
- Servez avec sauce tomate, parmesan et basilic frais.

Dessert : Yaourt grec nature avec des fruits rouges frais et un filet de miel

Ingrédients :
- 600 gr de yaourt grec, de brebis ou végétal nature
- 400 gr de fruits rouges (fraises, framboises, myrtilles)
- 3 CS de miel bio et/ou local

Préparation :
- Disposez le yaourt dans des bols individuels.
- Ajoutez les fruits rouges frais sur le yaourt.
- Arrosez d'un filet de miel pour sucrer légèrement.
- Servez frais et dégustez ce dessert rafraîchissant et sain.

JE NOTE LE MENU N° 4 SUR 4 CRITERES

1. LA QUALITÉ DES PLATS_____/1

MES OBSERVATIONS :

----

2. L'ÉQUILIBRE NUTRITIONNEL_____/1

MES OBSERVATIONS :

----

3. LA COHÉRENCE ET L'HARMONIE DES PLATS ENTRE EUX_____/1

MES OBSERVATIONS :

----

4. LA FACILITÉ DE PRÉPARATION OU D'ACCÈS AUX INGRÉDIENTS_____/1

MES OBSERVATIONS :

- **Menu n° 4 Burger Bonne Mine**

Entrée : Soupe de légumes maison

Ingrédients :
- 1 kg de légumes variés (carottes, poireaux, céleri, PDT...)
- 1.5 litre de bouillon de légumes
- 4 poignées de croûtons de pain (facultatif)
- 30 gr de persil frais
- Sel, poivre

Préparation :
- Coupez, faites cuire les légumes dans le bouillon jusqu'à tendreté.
- Mixez jusqu'à consistance lisse.
- Assaisonnez avec sel et poivre.
- Servez chaud, avec croûtons dorés et persil frais.

Plat : Burger végétarien à base de lentilles et de quinoa

Ingrédients :
- 250 gr de lentilles et 250 gr de quinoa cuits
- 1 oignon rouge, 3 gousses d'ail, 30 gr de persil frais
- 2 avocats et 2 belles tomates (à couper en tranches)
- 250 gr de guacamole
- 4 pains à burger à la farine complète ou semi-complète

Préparation :
- Mélangez lentilles, quinoa cuits, oignon, persil et ail.
- Formez des galettes, faites-les dorer.
- Tartinez les pains à burger de guacamole.
- Posez une galette sur chaque pain, ajoutez avocat et tomate.
- Servez avec frites de patates douces ou salade verte.

Dessert : Mousse au chocolat noir légère

Ingrédients :
- 200 gr de chocolat noir à 70% de cacao
- 4 Œufs bio
- 50 à 100 gr de sucre complet ou de coco
- Le zeste d'une orange
- 50 gr de noisettes concassées

Préparation :
- Faites fondre le chocolat noir au bain-marie.
- Séparez les blancs des jaunes d'œufs.
- Fouettez les blancs en neige jusqu'à ce qu'ils soient fermes.
- Incorporez délicatement le chocolat fondu aux blancs d'œufs.
- Réfrigérez pendant au moins 2 heures.
- Garnissez de zestes d'orange et de noisettes concassées.

JE NOTE LE MENU N° 5 SUR 4 CRITERES

1. LA QUALITÉ DES PLATS_____/1

MES OBSERVATIONS :
_____
_____
_____
_____

2. L'ÉQUILIBRE NUTRITIONNEL_____/1

MES OBSERVATIONS :
_____
_____
_____
_____

3. LA COHÉRENCE ET L'HARMONIE DES PLATS ENTRE EUX____/1

MES OBSERVATIONS :
_____
_____
_____
_____

4. LA FACILITÉ DE PRÉPARATION OU D'ACCÈS AUX INGRÉDIENTS____/1

MES OBSERVATIONS :
_____
_____
_____
_____

- **Menu n° 5 Plateau de Régalades :**

Entrée : Plateau de crudités avec trempette au yaourt et aux herbes fraîches

Ingrédients :
- Légumes variés (carottes: 200g, concombres: 200g, poivrons: 200g, céleri: 200g)
- Yaourt nature végétal ou de brebis : 250g
- Herbes fraîches (persil: 30g, ciboulette: 30g, coriandre: 30g)
- Sel, poivre

Préparation :
- Lavez et coupez les légumes en bâtonnets ou en rondelles.
- Préparez la trempette en mélangeant le yaourt nature avec les herbes fraîches finement hachées, du sel et du poivre.
- Disposez les légumes sur un plateau de service accompagné de la trempette au yaourt.

Plat : Pavé de saumon grillé au citron et à l'aneth

Ingrédients :
- 4 Pavés de saumon d'élevage
- 1 citron jaune bio
- 30 gr d'aneth frais
- 200 gr de quinoa à cuire
- Légumes croquants (poivrons: 200g, tomates cerises: 200g, courgettes: 200g)
- 30 ml d'huile d'olive, sel, poivre

Préparation :
- Préparez la marinade avec : le jus citron, l'aneth, le sel, le poivre, l'huile.
- Marinez le saumon 30 min. Cuisez le quinoa. Faites revenir les légumes dans huile. Grillez le saumon. Servez avec le quinoa aux légumes.

Dessert : Salade de fruits exotiques

Ingrédients :
- Fruits exotiques variés (mangue: 400g, ananas: 400g, papaye: 400g, kiwi: 400g) possibilité de les prendre surgelés
- Le jus d'un citron vert bio
- 30 gr de feuilles de menthe fraîche
- Sucre de complet ou de coco (facultatif, selon préférence)

Préparation :
- Épluchez, coupez les fruits en morceaux (sauf si surgelés)
- Arrosez-les de jus de citron vert.
- Ajoutez les feuilles de menthe et le sucre selon les goûts.
- Mélangez, réfrigérez avant de servir.

5.2 Outils et ressources pour le suivi des progrès

Ce journal vous permet de consigner rapidement vos repas, votre hydratation, votre activité physique ainsi que vos émotions et observations importantes.

Adaptez-le selon vos besoins spécifiques et tenez-le à jour quotidiennement pour un suivi efficace.

Date :_____

Objectif :_____

1. Alimentation

- *Petit-déjeuner :*
    - Description :
    - Portions :
- *Déjeuner :*
    - Description :
    - Portions :
- *Collations :*
    - Description :
    - Portions :
- *Dîner :*
    - Description :
    - Portions :
- *Hydratation :*
    - Quantité d'eau :
    - Autres boissons :

2. Activité Physique

- *Type d'activité :*
    - Description :
- *Durée :*
- *Intensité :*
- *Commentaires :*

3. Émotions et Remarques

- *Comment je me sens aujourd'hui ?*
- *Remarques sur les choix alimentaires et l'activité physique :*
- *Difficultés rencontrées :*
- *Victoires ou succès :*

Bien entendu, vous pouvez personnaliser ce modèle en fonction de vos préférences et de vos objectifs spécifiques. N'hésitez pas à l'adapter pour qu'il corresponde à vos besoins et à vos habitudes quotidiennes !

5.3 Conseils pour rester motivé.e et persévérer dans vos objectifs.

Dans notre parcours vers des habitudes de vie plus saines, il est normal de rencontrer des défis et des moments de découragement.

Cependant, c'est précisément dans ces moments que nous avons le plus besoin de soutien et de motivation.

Dans cette section, je partagerai avec vous quelques conseils chaleureux et encourageants pour maintenir votre motivation intacte et persévérer dans la réalisation de vos objectifs de bien-être.

- **Techniques de motivation et de renforcement de la volonté pour surmonter les obstacles et maintenir les progrès sur le long terme :**
  - **Fixez des objectifs réalisables :**
    - Lorsque vous établissez des objectifs, assurez-vous qu'ils sont **Spécifiques**, **Mesurables**, **Atteignables**, **Pertinents** et **Limités** dans le temps
    - Vous pourriez choisir d'adopter un mode de vie sain pour profiter pleinement de votre temps avec votre famille et vos amis. Se connecter à ces motivations émotionnelles renforce votre engagement à atteindre vos objectifs, même dans les moments difficiles.

  - **Trouvez votre "pourquoi" :**
    - Identifiez les raisons profondes pour lesquelles vous souhaitez atteindre vos objectifs.
    - En gardant ces motivations à cœur, vous nourrissez votre détermination à atteindre vos objectifs, même lorsque vous faites face à des défis.

  - **Pratiquez l'auto-compassion :**
    - Traitez-vous avec gentillesse et compréhension lorsque vous rencontrez des obstacles ou des revers. Au lieu de vous critiquer sévèrement pour vos erreurs ou vos écarts par rapport à vos objectifs, adoptez une attitude de bienveillance envers vous-même.
    - Par exemple, au lieu de vous dire "Je suis nul(le), j'ai encore mangé trop de sucreries", dites-vous plutôt quelque chose comme "C'est normal d'avoir des écarts de temps en temps, je vais simplement faire de mon mieux pour revenir sur la bonne voie".

- **Entourez-vous de soutien :**
  - Cherchez le soutien de vos proches, amis ou groupes de soutien en ligne partageant les mêmes objectifs.
  - Le partage de vos défis et de vos réussites avec d'autres personnes peut vous aider à vous sentir soutenu et compris. Cela peut également vous donner un sentiment de responsabilité envers les autres, ce qui peut renforcer votre engagement à poursuivre vos objectifs.

- **Cultivez une routine positive :**
  - Créez une routine quotidienne qui intègre des habitudes saines et équilibrées.
  - Planifiez vos repas et vos séances d'entraînement à l'avance, et essayez de vous en tenir à un horaire régulier autant que possible.
  - Plus vous maintenez une routine cohérente, plus il devient facile de faire des choix sains, car cela devient simplement une partie de votre mode de vie quotidien.

- **Pratiquez la gratitude :**
  - Prenez le temps chaque jour pour reconnaître et apprécier les progrès que vous avez réalisés, peu importe leur taille.
  - Tenez un journal de gratitude où vous notez trois choses pour lesquelles vous êtes reconnaissant chaque jour, en mettant l'accent sur les aspects positifs de votre parcours vers le bien-être.
  - La gratitude peut renforcer votre état d'esprit positif et vous aider à rester motivé même lorsque les choses deviennent difficiles.

- **Apprenez de vos expériences :**
  - Voyez les défis comme des opportunités d'apprentissage. En cas d'obstacle, réfléchissez à ce qui s'est passé et ce que vous pouvez en apprendre. Peut-être avez-vous découvert une nouvelle stratégie efficace ou identifié un déclencheur spécifique pour des choix moins sains.
  - Utilisez ces informations pour ajuster votre approche et progresser vers vos objectifs à long terme.

En pratiquant avec bienveillance envers vous-même, vous surmonterez les obstacles et maintiendrez vos progrès vers le bien-être.

- **Exercices de visualisation de vos objectifs**

Les exercices de visualisation sont des outils puissants pour renforcer votre motivation et votre engagement envers vos objectifs. Voici comment vous pouvez les utiliser :

- **Définissez vos objectifs clairement :**

Avant de commencer l'exercice de visualisation, assurez-vous d'avoir des objectifs clairs et spécifiques en tête. Que ce soit perdre du poids, adopter une alimentation plus saine, ou être plus actif physiquement, ayez une image claire de ce que vous souhaitez accomplir.

- Trouvez un endroit calme où vous pourrez vous détendre sans être dérangé. Assurez-vous que l'environnement est propice à la concentration et à la relaxation.
- Fermez les yeux et imaginez-vous dans votre meilleure forme : consommant des repas sains, pratiquant des activités physiques appréciées, débordant d'énergie et de vitalité.
- Utilisez tous vos sens pour une visualisation vivante : savourez le goût des aliments sains, ressentez le bien-être dans votre corps, écoutez les éloges de vos proches pour vos réussites.
- Visualisez non seulement vos succès, mais aussi les obstacles possibles. Voyez-vous surmonter ces défis avec succès, persévérant malgré les difficultés.
- Imaginez les récompenses et les bénéfices que vous obtiendrez en atteignant vos objectifs. Visualisez-vous en train de célébrer vos succès et en savourant les fruits de vos efforts.
- Pratiquez cette visualisation régulièrement, de préférence chaque jour. Sa puissance et son efficacité augmentent avec la répétition, renforçant ainsi votre motivation et votre engagement envers vos objectifs.

En pratiquant régulièrement ces exercices de visualisation, vous pouvez renforcer votre détermination et votre engagement à atteindre vos objectifs de bien-être.

"Chaque petit pas compte, chaque choix positif me rapproche de ma meilleure santé."

Transformez votre santé par vos choix quotidiens. Soyez proactif(ve) dans votre quête de bien-être. Répétez ce mantra pour renforcer votre détermination.

- **Guide de Méditation et de Gestion du Stress :**

Dans ce mini guide, vous découvrirez des techniques simples de méditation et de relaxation pour vous aider à réduire le stress, à cultiver la paix intérieure et à retrouver l'équilibre émotionnel dans votre vie quotidienne.
Ces pratiques peuvent être intégrées facilement dans votre routine quotidienne, vous permettant ainsi de gérer efficacement le stress et les défis de la vie moderne.

- **Exercices de Respiration profonde (5 minutes) :**
    - Prenez quelques instants pour vous asseoir confortablement, fermez les yeux et portez votre attention sur votre respiration.
    - Inspirez profondément par le nez en comptant jusqu'à quatre, retenez votre souffle pendant quatre secondes, puis expirez lentement par la bouche en comptant jusqu'à quatre.
    - Répétez cet exercice pendant 5 minutes pour calmer votre esprit et détendre votre corps.

- **Techniques de Relaxation et étirement Musculaire (10 minutes) :**
    - Allongez-vous sur le dos, fermez les yeux et concentrez-vous sur chaque partie de votre corps, de la tête aux pieds.
    - Contractez doucement chaque groupe musculaire pendant quelques secondes, puis relâchez la tension.
    - Continuez à parcourir votre corps de cette manière, en relâchant toute tension accumulée. Cette technique vous aidera à relâcher les tensions physiques et mentales.

- **Méditations de pleine conscience guidées (15 minutes) :**
    - Asseyez-vous confortablement, fermez les yeux et portez votre attention sur votre respiration. Laissez vos pensées venir et partir sans les juger, simplement en observant votre souffle.
    - Si votre esprit s'éloigne, ramenez-le doucement à votre respiration. Pratiquez cette méditation pendant 15 minutes pour cultiver la pleine conscience et le calme intérieur.

Ce guide de méditation et de gestion du stress est simple et accessible, même aux débutants. En l'adoptant dans votre quotidien, vous réduirez le stress, améliorerez votre bien-être émotionnel et trouverez un équilibre accru dans votre vie.

- **Ma liste ultime pour des courses saines et équilibrées :**
  - **Fruits et légumes :**
    - Pommes
    - Bananes
    - Oranges
    - Carottes
    - Épinards
    - Brocolis
    - Tomates
    - Poivrons
    - Avocats
    - Fraises
  - **Produits céréaliers :**
    - Pain complet, au levain ou aux céréales
    - Riz brun ou complet
    - Quinoa
    - Pâtes complètes
    - Flocons d'avoine
  - **Protéines maigres :**
    - Poulet sans peau
    - Dinde sans peau
    - Poisson (saumon, truite, maquereau, hareng,...)
    - Œufs
    - Tofu
    - Légumineuses (haricots noirs, pois chiches, lentilles)
  - **Produits laitiers et alternatives végétales :**
    - Lait d'amande, de châtaigne, de riz ou d'avoine non sucré
    - Yaourts grecs nature
    - Yaourts de brebis ou de chèvre
    - Fromage blanc faible en matières grasses
    - Fromage à pâte dure (optionnel)
  - **Matières grasses saines :**
    - Huile d'olive extra vierge
    - Avocat
    - Noix et graines (amandes, noix, graines de chia, graines de lin)
    - Beurre de noix non sucré (beurre d'amande, de cacahuète)
  - **Autres :**
    - Épices et herbes aromatiques (poivre, curcuma, basilic, origan)
    - Condiments faibles en sodium (moutarde, vinaigre balsamique)
    - Café ou thé sans sucre ajouté
    - Légumes surgelés (pour la praticité)
  - **Produits à éviter ou limiter :**
    - Aliments transformés et industriels
    - Boissons sucrées (sodas, boissons énergisantes)
    - Collations malsaines (chips, bonbons, biscuits)
    - Charcuteries contenant des nitrites

Conclusion

Tout au long de notre exploration, nous avons mis en lumière les piliers essentiels pour une santé optimale, révélant des stratégies pratiques et des conseils précieux pour transformer nos habitudes quotidiennes.

Nous avons dévoilé les secrets d'une relation saine avec la nourriture, en insistant sur l'importance de l'équilibre et de la variété dans nos choix alimentaires.

Nous avons également examiné les bienfaits d'une activité physique régulière, soulignant son impact profond sur notre santé physique, mentale et émotionnelle.

Enfin, nous avons plaidé en faveur d'une approche globale du bien-être, intégrant la nutrition, l'exercice et le soin de notre bien-être mental.

Maintenant, il est temps de passer à l'action.

Je vous encourage vivement à intégrer progressivement les conseils et les stratégies que vous avez découverts ici dans votre quotidien. Rappelons-nous que le changement ne se produit pas du jour au lendemain, mais chaque petit pas dans la bonne direction compte.

Que vous commenciez par des ajustements simples dans votre alimentation, des activités physiques plaisantes ou des pratiques de bien-être mental, avancez à votre propre rythme, en écoutant les besoins de votre corps et de votre esprit.

Si jamais vous rencontrez des obstacles sur votre chemin ou avez besoin d'un soutien supplémentaire, n'hésitez pas à vous tourner vers les professionnels de la santé et de la nutrition (liste non exhaustive page 98).

Leur expertise et leur soutien peuvent faire toute la différence dans votre parcours vers une santé optimale.

Enfin, je vous invite à aborder cette nouvelle étape de votre voyage avec confiance, bienveillance envers vous-même et une attitude positive. Vous avez en vous le pouvoir de transformer votre santé et votre bien-être.

Alors, prenez ce pouvoir entre vos mains et embrassez chaque jour avec énergie, gratitude et détermination.

Votre santé et votre bonheur méritent votre engagement et votre attention constante.

N'oubliez pas que demander de l'aide à un professionnel de la santé est une étape importante pour prendre soin de votre bien-être et de votre santé.

Voici une liste*de professionnels compétents à contacter en cas de difficultés dans l'alimentation :
*Liste non exhaustive donnée à titre informatif.

- **Nutritionniste ou diéteticien.ne :** Spécialistes de la nutrition, ces professionnels de la nutrition peuvent vous aider à élaborer un plan alimentaire adapté à vos besoins et objectifs tout en tenant compte de vos préférences et de votre santé.

- **Psychologue spécialisé en alimentation :** Pour les problèmes liés à l'alimentation émotionnelle, les troubles du comportement alimentaire ou les relations difficiles avec la nourriture, un psychologue spécialisé peut vous offrir un soutien psychologique et des techniques pour développer une relation plus saine avec la nourriture.

- **Médecin généraliste :** En cas de préoccupations médicales liées à l'alimentation, votre médecin généraliste peut vous orienter vers des spécialistes appropriés et vous fournir des conseils médicaux.

- **Endocrinologue :** Pour les troubles hormonaux ou métaboliques qui affectent votre alimentation et votre poids, un endocrinologue peut vous aider à diagnostiquer et à traiter ces problèmes.

- **Nutritionniste spécialisé en sport :** Si vous êtes un athlète ou une personne active et que vous avez besoin de conseils nutritionnels spécifiques pour optimiser vos performances ou soutenir votre entraînement, un nutritionniste spécialisé en sport peut vous aider.

- **Gastro-entérologue :** Pour les problèmes digestifs chroniques ou les troubles gastro-intestinaux qui affectent votre alimentation, un gastro-entérologue peut effectuer des examens et proposer des traitements adaptés.

- **Médecin ORL ou phoniatre :** En cas de troubles de l'alimentation liés à des problèmes de déglutition, de mastication ou de communication, ces spécialistes peuvent vous aider à améliorer ces désordres.

- **Équipe pluridisciplinaire spécialisée en troubles du comportement alimentaire :** Pour les personnes souffrant de troubles du comportement alimentaire tels que l'anorexie, la boulimie ou l'hyperphagie, une équipe pluridisciplinaire composée de médecins, de nutritionnistes, de psychologues et d'autres professionnels de la santé peut fournir un soutien complet et des soins spécialisés.

Chers lecteurs, chères lectrices,

C'est avec une profonde gratitude et un brin d'émotion que je clôture ce voyage à travers les pages de mon premier ebook dédié à l'alimentation saine, au bien-être et à la vitalité.

Mon plus grand espoir est que les informations, conseils et astuces partagés tout au long de ce livre vous aient inspirés et vous aient armés des outils nécessaires pour prendre soin de votre santé physique, mentale et émotionnelle.

Je suis pleinement consciente que le chemin vers une vie plus saine n'est pas toujours facile. Cependant, rappelez-vous que chaque petit pas compte.

Que ce soit en intégrant de nouvelles habitudes alimentaires, en découvrant des techniques de gestion du stress ou en faisant de l'exercice régulièrement, chaque effort que vous faites pour prendre soin de vous-même vous rapproche un peu plus de vos objectifs de bien-être.

Il est essentiel de se rappeler que vous êtes unique et que votre parcours de santé est personnel. Écoutez attentivement les signaux de votre corps, faites preuve de bienveillance envers vous-même et avancez à votre rythme.

Et surtout, n'hésitez pas à chercher du soutien et de l'encouragement auprès de vos proches, ainsi que de professionnels de la santé si nécessaire.

Je tiens également à vous informer que d'autres ouvrages sont actuellement en préparation. Je suis excitée à l'idée de continuer à partager mes connaissances et mon expérience avec vous dans le futur.

En terminant, je tiens à vous exprimer ma sincère gratitude pour votre confiance et votre engagement envers votre santé.

Puissiez-vous continuer à cultiver la joie, la vitalité et l'équilibre dans tous les aspects de votre vie.

Avec toute ma bienveillance,

Karine Simon
Nutritionniste et réflexologue certifiée.
https://ks-nutri-reflexo.fr/

Toute reproduction même partielle sur quelque support que ce soit ne peut se faire qu'avec l'autorisation de l'auteur.

Karine SIMON
Nutritionniste & réflexologue certifiée
https://ks-nutri-reflexo.fr/
N° de siret: 98322841200018

Printed in France by Amazon
Brétigny-sur-Orge, FR